SOCIÉTÉ PROTECTRICE DES ANIMAUX

RAPPORT

DE LA COMMISSION CHARGÉE D'ÉTUDIER

LE

SANG DE RATE

MARS 1869

Prix : 1 franc 50 centimes

Par Loblineois

PARIS

AU SIÉGE DE LA SOCIÉTÉ

19, RUE DE LILLE, 19

LE SANG DE RATE

PARIS. — E. DE SOYE, IMPRIMEUR, PLACE DU PANTHÉON, 2.

SOCIÉTÉ PROTECTRICE DES ANIMAUX

RAPPORT

DE LA COMMISSION CHARGÉE D'ÉTUDIER

LE

SANG DE RATE

MARS 1869

PARIS
AU SIÉGE DE LA SOCIÉTÉ
19, RUE DE LILLE, 19

RAPPORT

FAIT A LA SOCIÉTÉ PROTECTRICE DES ANIMAUX

SUR LE SANG DE RATE

Par une Commission composée de MM.

Claude Bernard, membre de l'Institut ; **Blatin**, docteur en médecine ; **Charlier**, vétérinaire ; **Davaine**, membre de l'Académie de médecine ; **Decroix**, vétérinaire de l'armée ; **Fournier**, président de la Société ; **Garnot**, propriétaire-agriculteur ; **de La Valette**, agronome ; **Leblanc**, vétérinaire, membre de l'Académie de médecine ; **Magne**, professeur à l'École d'Alfort, membre de l'Académie de médecine ; **J. Muret**, propriétaire agriculteur ; **Isidore Pierre**, doyen de la Faculté des sciences de Caen ; **Potel Lecoulteux** père, agronome ; **Roucher**, pharmacien en chef à l'hôpital militaire du Gros-Caillou ; **Teyssier des Farges**, propriétaire-agriculteur ; le vicomte **de Valmer**, président honoraire de la Société ; **Verrier**, de Provins, vétérinaire.
Président de la Commission, M. le général **de Pointe de Gevigny**.
Rapporteur, M. le Docteur **Lobligeois**.

Messieurs,

La Société protectrice s'est saisie, en 1866, d'une proposition d'enquête faite par M. le général de Pointe de Gevigny, l'un de ses membres, au sujet d'une maladie redoutable, vulgairement nommée le sang de rate, qui ravage le cheptel des départements les plus florissants de la Brie et de la Beauce, se montre aussi, non-seulement dans les départements à sol sec et calcaire des Pyrénées-Orientales et de l'Aube, mais jusque dans les départements bien irrigués de l'Yonne, de Seine-et-Oise, des Deux-Sèvres, de l'Indre, sur les terrains granitiques du Finistère et dans le Cantal, qui prend parfois des allures épizootiques et ruine alors les éleveurs.

Une commission a été nommée par vous pour étudier la question.

Frappée de l'obscurité et des incertitudes qui régnent encore sur les vraies causes, sur la possibilité d'une transmission directe ou indirecte, sur les modes de traitement les plus actifs ou les plus économiques du sang de rate, sur la nature probable de la maladie, désirant aussi posséder, pour juger la question, un certain nombre de faits, observés par des hommes pratiques habitués à soigner des troupeaux, convaincue d'ailleurs qu'un observateur isolé ne pourrait recueillir toutes les données du problème, votre Commission a fait rédiger, par l'un de ses membres, un questionnaire comprenant les points obscurs ou litigieux que présente l'étude du sang de rate. Le questionnaire fut distribué largement, par les soins obligeants de plusieurs préfets, dans les comices agricoles des départements infestés ; et les réponses, analysées à mesure qu'elles arrivaient à la Commission par les soins de son président, M. le général de Pointe de Gevigny, de M. le professeur Magne et de notre infatigable confrère, M. le docteur Blatin, servaient ensuite, dans nos séances, de base à la discussion.

Vous voudrez bien, messieurs, nous pardonner l'aridité de détails souvent techniques ; le sang de rate est une maladie, et une maladie n'est jamais gracieuse à contempler même de loin ; mais je ne puis soustraire à la discussion des vétérinaires ou des agronomes de notre Société, les éléments d'appréciation sur lesquels sont basées les conclusions du rapport.

Comme nous n'avons nullement la prétention de vous présenter un travail didactique, nous ne suivrons que de loin la division ordinairement adoptée dans l'étude des maladies ; nous passerons en revue, pourtant, les conditions extrinsèques, les symptômes de la maladie, la contagion et ses autres modes de propagation, sa nature probable, son traitement ; et enfin les mesures administratives que peut nécessiter l'intérêt de la santé publique.

Les agriculteurs nomment : dans le Dauphiné, louvet ; en Brie et dans la Beauce, sang, boyaux rouges, venin soufflé, fièvre charbonneuse, sang de rate, coup de chaleur, peste rouge, et dans la Champagne berrichonne, murroy, ou sang de rate, une maladie caractérisée à leurs yeux : 1° par sa marche foudroyante, 2° par son extension redoutable, 3° par la désorganisation et la décomposition rapide dont elle s'accompagne, et que signalent, sur le cadavre, l'engorgement de la rate et sa perte de consistance.

Ce dernier caractère, surtout, a fixé leur attention et déterminé l'adoption du terme qui, depuis Tessier, désigne scientifiquement la maladie.

Quelques protestations se sont élevées contre cette dénomination, qui a été accusée d'introduire une confusion regrettable dans la science, beaucoup de vétérinaires et d'agriculteurs ayant depuis considéré comme une maladie nouvelle ce qu'ils avaient jusqu'alors connu sous un autre nom, la fièvre charbonneuse, et ayant, par suite, perdu de vue sa nature formellement septique; d'autres, se refusant ou hésitant à voir le sang de rate dans les autopsies où ne se rencontrent pas l'exagération du volume de cet organe et sa friabilité. Ces critiques n'ont plus de valeur, aujourd'hui les vétérinaires instruits ont fait le rapprochement inévitable du sang de rate quelle qu'en soit l'origine, et de la fièvre charbonneuse, et les cultivateurs n'ont plus besoin de faire l'autopsie de leurs bestiaux pour juger de leur maladie, dont ils ne connaissent que trop les symptômes.

La gravité du mal est extrême. Les troupeaux de moutons sont assez souvent décimés, mais les pertes vont parfois bien au delà du dixième ; des troupeaux peuvent être réduits de plus de moitié, quelquefois ils n'échappent à une destruction complète que par la dispersion ou la migration.

Plusieurs des cultivateurs qui ont répondu à votre appel signalent des pertes de 20 et de 50 pour 100. M. Gautier, secrétaire du comice agricole de Provins (Questionnaire n° 15), cite un troupeau dont la perte monta jusqu'à 95 pour 100. Cette mortalité n'est presque jamais atteinte, car le cultivateur, lorsqu'il voit, comme dans ce cas, la mort prélever en un jour jusqu'à 40 moutons sur 600, n'hésite pas à pratiquer l'émigration qui arrête presque toujours les ravages, ou à vendre son troupeau pour la boucherie. Ce genre de troupeaux est, en effet, suivant la remarque de M. I. Pierre et de M. de Saint-Mars, recherché par les engraisseurs des pays humides qui n'ont pas à craindre le sang de rate, parce que cette maladie atteint le plus souvent des troupeaux trop poussés en nourriture et tout à fait en état pour la consommation.

Les pertes sont souvent énormes dans les étables à bœufs ; lorsque le sang existe dans une ferme, il n'est pas rare qu'il franchisse la bergerie et que bœufs et vaches soient atteints. Nous voyons chez un de vos correspondants (Quest. n° 25) signaler la mort de 13 sur 25 des bêtes à cornes de l'exploitation. Cette extension du mal d'un genre à l'autre des bestiaux d'une exploitation est signalée dans de nombreuses communications. M. de Saint-Mars, président du comice de Pithiviers, (Quest. n° 10) dont les observations à cet égard sont d'autant plus précieuses qu'il distingue le sang de rate des fièvres charbonneuses, signale pourtant l'échange qui se fait de l'une à l'autre maladie, suivant les races, attribuant aux moutons et consécutivement aux vaches le sang de rate, aux chevaux, la fièvre charbonneuse.

M. Gautier déjà cité, (Quest. n° 5.) pour les vaches ;
M. X. de la Fère en Tardenois, (Quest. n° 16) pour les chevaux, ânes, bœufs, vaches, porcs, volailles et chiens ; M. Gros,
vétérinaire à Braine, pour 2 génisses et 1 truie (Q. 17) ; M. Bancourt, vétérinaire au Câtelet (Quest. n° 20), qui a constaté
le charbon sur 13 chevaux et 17 vaches mortes dans une
ferme *où il n'y avait pas de troupeau*, et qui ajoute que les
chevaux paraissaient l'avoir communiqué aux vaches ; M. Turquin, membre de la Chambre Consultative d'Agriculture
de Chalandry, chez qui des expériences comparatives ont
été faites par Yvart (Quest. n° 21), pour les chevaux, de
nombreuses vaches, et surtout les taureaux et les génisses,
non pour les porcs, les volailles ni les chiens ; M. Bourguignat, maire de Bordes (Quest. n° 23), pour 5 chèvres, M. Le-
gendre, de Plessy-Hébert (Quest. n° 24), M. Grant, vétérinaire à Brienon-l'Archevêque, dont le questionnaire est des
plus intérressants (n° 25), M. Fèvre, de Chassignolles, (Quest.
n° 26), M. Buillion, vétérinaire à Oulchy-le-Château (Quest.
n° 28), pour 7 chevaux, 1 bœuf et 6 vaches, M. Lallement,
vétérinaire à Villiers-Saint-Georges ; M. Gobert, vétérinaire,
à Laon (Q. 49), enfin, M. Verrier, vétérinaire à Provins, dans
les 12 observations par lesquelles il termine l'excellente étude
dont il vous a fait hommage, signalent la simple coïncidence
ou l'extension formelle du sang de rate et du charbon entre
les différentes espèces d'animaux qui peuplent les fermes, et
surtout celles de grande culture.

Le temps nous a manqué pour faire au ministère de l'Agriculture et du Commerce les recherches statistiques sur la
mortalité par le sang de rate, nous citerons seulement d'après
M. Isidore Pierre, une moyenne de 3 millions de francs par
an, de pertes, pour la Beauce, et d'après M. Verrier, pour le
seul arrondissement de Provins, une moyenne de 550 000
francs de pertes par année. Ces chiffres vous suffiront sans
doute. Nous ajouterons seulement ceci, c'est que les maxima
peuvent trancher dans une effrayante proportion sur les
moyennes, en les doublant, et que , si 1859 a laissé de tristes
souvenirs, cette année-ci, 1868, semble, à cause de sa température élevée et de sa sécheresse, devoir marquer dans les
plus désastreuses. En effet, nous trouvons déjà dans un journal d'agriculture la mention de pertes considérables éprouvées
dans un pays même où le sang de rate est ordinairement inconnu, en Angleterre où des districts ont été ravagés par le
fléau. En France, une des bergeries impériales, celle de

Champbois (Haute-Saône) a été visitée aussi par la maladie, ce qui n'était pas encore arrivé.

Un point bien important qui ressortit encore à la statistique, c'est l'extension apparente du mal. Si nous voyons, en effet, dans quelques questionnaires indiquer l'apparition très-ancienne du fléau dans une commune et ses perpétuelles récidives, nous voyons aussi, dans des localités longtemps indemnes paraître le sang de rate à des dates récentes ; or, un des traits saillants de la maladie, c'est sa continuité, son éternisation dans les lieux infestés. Parfois elle disparaît, parfois le cultivateur vient à bout d'elle, par ses propres efforts ou la connivence des éléments, mais, bien plus souvent les lieux qu'elle a visités sont maudits, et son empreinte mortelle, à peine effacée sur une partie du cheptel se retrouve sur l'autre. Semblable à une fée malfaisante, elle vient, non conviée, s'asseoir au foyer heureux des éleveurs, et jeter à jamais un sort sur les mieux doués de la fortune ; aussi, comprend-on, que dans des campagnes arriérées le cultivateur, frappé d'une terreur superstitieuse par la malignité des coups qui sapent sans merci l'édifice de sa fortune, croie à des maléfices, à des sortiléges, et demande à ces innombrables empiriques et charlatans, qui sont la plaie des campagnes, d'ineptes conjurations contre un mal que lui seul peut vaincre, car lui seul peut en modifier les conditions d'explosion et de perpétuité.

Trop d'éleveurs, s'arrêtant à la surface des choses, croient encore la maladie nouvelle, parce qu'elle porte un nom relativement nouveau ; mais on trouve dans les recherches de Guersant, la nomenclature de quelques épizooties de fièvre charbonneuse, dont une porte la mention suivante : « Cette épizootie de typhus charbonneux simple, qui a régné à Fossano, en 1783, et qui a été décrite par le professeur Brugnone de Turin, sous le nom de fièvre maligne pestilentielle et contagieuse, est d'autant plus remarquable qu'elle n'était *presque accompagnée d'aucune éruption charbonneuse* parce que les animaux mouraient très-promptement ». — Voilà une épizootie de sang de rate, qui a sévi sur les chevaux, et qui a été décrite dix-sept ans avant que le nom nouveau fût connu. Guersant signale encore les épizooties de 1757, dans la Brie, et 1773, dans le Dauphiné, où la fièvre charbonneuse est presque enzootique, ainsi qu'en Auvergne, et de 1775, dans l'Orléanais, auquel appartenait notre Beauce toujours éprouvée.

Le tableau de la maladie n'est pas long à tracer, ce qui s'explique par la rapidité d'évolution des symptômes et leur décourageante uniformité de terminaison, la mort paraissant être l'issue fatale du sang de rate chez les ruminants.

Pas de signes précurseurs, rien, dit-on, qui puisse donner l'éveil. Quand paraissent les premiers symptômes, l'animal est près de mourir, quelques minutes, quelques heures à peine le séparent de sa fin. Notons que parmi les moutons qui succombent dans les champs, ce sont dans l'opinion commune les plus alertes, les plus vigoureux, ceux qui marchent en avant du troupeau dans les prairies, en étêtant les tiges, qui meurent en plus grand nombre. Cette observation de M. le général de Pointe de Gevigny, de M. Isidore Pierre, de M. Deschamps de Guignes, et de tant d'autres, semblerait confirmer l'opinion de Delafond, qui croyait avoir remarqué plus d'alacrité, de gaieté même chez les moutons que menaçait plus immédiatement le mal. Inspirés sans doute par Delafond, bon nombre de cultivateurs ou de vétérinaires signalent cette gaieté inaccoutumée des bêtes en qui germe le mal. Il n'y a là qu'une coïncidence, peut-être une erreur. M. Verrier, de Provins, et quelques bons observateurs nient qu'aucun symptôme de surexcitation puisse donner l'éveil, rien pour eux ne précède l'explosion du mal.

Celui-ci, lorsqu'il se développe spontanément, semble parcourir des phases avec une rapidité foudroyante ; plusieurs agriculteurs reconnaissent une durée de vingt minutes à quelques heures à peine entre les premiers symptômes et la mort. Les inoculations pratiquées par M. le docteur Davaine sont loin de confirmer cette marche rapide : quelques sujets ont vécu trois jours entre l'inoculation et les accidents ultimes, mais, il faut bien se garder de conclure d'une inoculation à une évolution naturelle, la première trouvant l'organisme dans des conditions quelquefois presque absolument réfractaires au développement de la maladie, (comme il se voit à l'exception de peu de faits, chez les carnivores, le chien, par exemple), d'autres fois ne parvenant à déterminer que lentement les modifications préliminaires qui permettent ensuite au mal de faire explosion. C'est ce que démontrent notamment chez l'homme des différences considérables de susceptibilité individuelle pour diverses maladies, la petite vérole, par exemple, et les différences concomitantes dans la durée de l'incubation. Ces considérations ne nous seront pas inutiles à rappeler au chapitre de l'étiologie ou de la recherche des causes et des modes de propagation.

Il faut bien admettre qu'une période prodromique existe, puisque la mortalité continue parfois à sévir sur un troupeau dont on a pourtant changé l'hygiène, mais qu'elle est bien courte, puisqu'une transmigration opérée dans une bonne localité suffit pour arrêter en peu de jours les ravages, les longues incubations se rapportant probablement à des faits de contagion nouvelle. Rappelons que c'est une durée moyenne de quarante-huit heures qu'assignent à la vie des animaux inoculés les expériences de la Commission d'Eure-et-Loir.

Y a-t-il un moyen quelconque de déterminer l'existence d'une période prodromique du mal? M. Verrier, convaincu, et avec raison, que l'altération du sang précède les phénomènes ultimes, voudrait que des analyses nombreuses du sang fussent faites chez des animaux morts du sang de rate, afin de bien connaître les caractères de cette altération, et de pouvoir, quand ils se retrouveraient chez des animaux appartenant à un troupeau suspect, mettre en garde l'éleveur et lui permettre d'agir à temps dans le sens qu'indiqueraient les recherches antérieures.

Il existe peut-être un moyen scientifique, mais assez peu pratique, de déterminer l'existence du sang de rate chez des moutons, ou dans un troupeau dont les antécédents seraient suspects. Les recherches de notre savant collègue le docteur Davaine, ont démontré l'existence, dans le sang de l'animal inoculé, d'altérations reconnaissables au microscope, avant la mort du sujet. Mais ce moyen de recherche n'est dans l'état actuel de la science, ni sûr, parce que l'on ne peut conclure de l'absence des altérations microscopiques à l'absence de la maladie, quoiqu'on puisse toujours conclure de leur présence à l'imminence de la mort, ni bien pratique, car l'investigation microscopique demande d'abord un instrument coûteux, puis l'habitude de s'en servir qui manquerait aux éleveurs. Les recherches que nous avons, grâce au concours dévoué de M. Verrier, de Provins, pour qui nous ne saurions avoir trop de remerciements, tentées dans ce sens, n'ont pas été bien fructueuses. Toutes les fois que nous avons trouvé, sur le sang qui nous était envoyé par notre collègue, des altérations caractéristiques, nous avons, en échange de notre note, reçu l'avis que le sang provenait d'un animal mort. Dans deux cas seulement, le sang, provenant d'animaux encore vivants nous a présenté des bactéridies (1). Mais, dans un autre cas, au

(1) Le ferment charbonneux est reconnaissable sous la forme de bâtonnets transparents tronqués net, immobiles, et d'une longueur égale à une ou deux fois celle des globules du sang. Ce sont ces bâtonnets que le docteur Davaine a décrits sous le nom de Bactéridies.

contraire, le sang d'un animal affecté du sang de rate ne nous a pas présenté les lésions caractéristiques : il s'agissait d'une vache, morte en trente-deux heures. Sans doute, sur des échantillons plus nombreux, il aurait pu s'en trouver un assez grand nombre qui présentassent la caractéristique cherchée, tout en appartenant à des animaux vivants, d'apparence saine, et déjà soumis à l'imminence morbide, pour qu'on pût conclure à l'existence régulière d'une période prodromique ; mais ces recherches délicates ne peuvent être vraiment faites avec une rigueur suffisante, que sur place ; c'est en recueillant, dans un troupeau malade, sur un grand nombre de sujets et pendant plusieurs jours de suite, une gouttelette de sang, en numérotant les plaques et les sujets d'observation, et en enregistrant les résultats au fur et à mesure qu'ils seraient constatés, qu'on arriverait à résoudre les questions relatives à l'existence et surtout à la durée de la période d'incubation, *dans l'évolution naturelle du mal,* à l'efficacité dans cette période d'un traitement quelconque ou d'un changement de régime immédiat, et enfin à la possibilité pour l'acheteur d'un troupeau de se livrer utilement à l'examen préalable d'un certain nombre de sujets avant de prendre livraison d'un lot suspect (1).

On entrerait sur ce dernier point dans la pratique actuellement en usage dans le Midi. Dans nos départements séricicoles, une affection qui a de singulières ressemblances avec celle qui nous occupe, puisqu'elle a comme le sang de rate pour caractères l'altération du sang par des conferves microscopiques, la diffusion épizootique, la localisation spéciale chez les grands éleveurs, et peut-être une double origine, l'une contagieuse et l'autre spontanée, *la Gattine,* s'il faut l'appeler par son nom, semble ne différer du sang de rate que par la taille des victimes, et une évolution plus lente qui permet l'infection des germes. Le microscope ayant révélé les signes caractéristiques de la maladie dans les œufs des papillons de vers à soie, des bombyces, beaucoup d'éleveurs n'hésitent plus à faire eux-mêmes ou à faire pratiquer l'examen microscopique des *graines* dont l'achat et l'exploitation peut devenir pour eux une cause de ruine. Nous croyons

---

(1) Les recherches faites dans ce sens par la Commission, sur le sang de moutons appartenant à des troupeaux décimés par le sang de rate, ont donné des résultats négatifs ; il n'a pas été trouvé de bactéridies dans le sang de ces animaux soumis à l'influence morbide, mais non malades encore.

Quant aux recherches faites sur le sang d'animaux qui venaient de succomber, elles ont donné des résultats différents : dans un cas le sang fourmillait de bactéridies ; dans un autre, ces dernières étaient ou absentes ou inappréciables.

pour notre compte qu'une fois établie l'existence d'une période prodromique de quelques jours, par la constatation d'infusoires ou de conferves dans le sang des animaux vivants, à défaut d'une constatation clinique, puisque tous les signes prodromiques font, dit-on, défaut, (ce que nous sommes loin d'admettre), il pourrait être utile d'opérer dans l'intérêt des acheteurs ce genre de recherches sur les troupeaux mis en vente dans certains marchés.

Mais, disons-le de suite, l'émigration des troupeaux malades suffit presque toujours à faire cesser la maladie, sans l'importer presque jamais ; l'achat d'un troupeau malade n'offre donc pas, à beaucoup près, pour l'acquéreur, le même danger de ruine, que pour le sériciculteur celui de graines malades. C'est la même raison qui nous engagera plus tard à combattre vivement l'application aux troupeaux atteints du sang de rate, des mesures édictées par des ordonnances royales, relativement à la déclaration des animaux malades, à l'isolement et à la proscription de vendre les troupeaux infestés. Ces mesures administratives, précieuses contre le typhus contagieux ou toute autre épizootie à diffusion évidente et rapide, ne sont que vexatoires et funestes pour le commerce, quand il s'agit de maladies absolument enzootiques et localisées, si contagieuses qu'elles puissent être, pourvu qu'on applique au contraire avec rigueur les prescriptions relatives à l'enfouissement des cadavres.

Qu'il y ait ou non une période d'excitation préalable et même de gaieté inaccoutumée, le sang de rate a pour premiers symptômes manifestes l'abattement et la tristesse de l'animal. Il cherche à s'isoler ; s'il est à la bergerie, il se retire dans un coin où on le retrouve mort ; s'il est aux champs il reste en arrière du troupeau, et son air morne attire bientôt l'attention du berger. Quand celui-ci s'approche, le mouton ne cherche pas à le fuir, il semble même qu'il ne le voie pas, soit que ses sens soient plus obtus, car il se heurte maladroitement à des barrières ou objets matériels, soit aussi, qu'il n'ait plus l'énergie de se défendre ou de se sauver ; il est aussi indifférent aux cris. La tête basse, le col allongé, la mâchoire inférieure agitée d'un mâchonnement automatique, les lèvres baveuses, intérieurement violacées, l'œil fixe, injecté, à conjonctives jaunâtres ou d'un rouge intense, les oreilles un peu pendantes, fortement rosées, la peau teintée de même, les naseaux souillés de sang, respirant avec peine et irrégulièrement, l'expiration étant brusque et courte après des inspirations prolongées, les flancs parfois agités de battements, l'animal se campe sur ses jambes écartées et raides comme des piquets, comme pour prendre un aplomb que lui font perdre les secousses d'un violent tremblement ; s'il émet des matières fécales, les crottins sont secs, luisants et durs comme des pralines, roulant sans se dé former, parfois glaireux et couverts de mucosités sanguinolentes. L'urine est rare ; si le berger, pour s'assurer de l'état de l'animal, le saisit et lui comprime les naseaux, le mouton lâche une urine roussâtre ou franchement sanglante, signe qui peut se retrouver dans d'autres maladies, mais qui est regardé généralement comme caractéristique. Enfin il tombe, se débat et meurt après quelques minutes de convulsions.

A peine est-il mort que le gonflement intérieur, comprimant l'intestin, produit la procidence du rectum, l'anus se renverse en dehors, violet et mouillé d'un suintement sanieux. Les naseaux, les yeux, la bouche, laissent aussi suinter un sang décomposé. A l'intérieur du corps, le sang diffluent s'épanche dans toutes les cavités et dans tous les tissus lâches ; il infiltre les organes parenchymateux, les poumons, le foie, les reins, la rate, qu'il fait parfois quadrupler de volume ; il se dépose sous la peau qu'il dissèque, et coule en nappe lorsque l'on dépouille l'animal, en tachant de marques d'un rouge excessivement foncé les mains du berger ou de l'équarrisseur. Il donne à la peau, qui se distend comme une outre, une teinte violette et bientôt noire dans toutes les parties que ne masque pas la laine. Il infiltre tous les ganglions d'une sanie noirâtre, il noie dans ses caillots mollasses le cœur, la trachée et les poumons, et bourre l'intestin grêle jusqu'à lui donner en quelques cas l'apparence d'un boudin. L'intestin, outre la couleur qu'il reçoit du sang épanché et qui a fait donner par les bergers le nom de boyaux rouges à la maladie est, dit-on, vivement enflammé. M. Cabaret (Q. 54), vétérinaire à la Capelle, chargé de la surveillance des épizooties, constate avec justesse qu'il y a surtout un ramollissement notable de la muqueuse intestinale, et désigne l'intestin comme la porte d'entrée de la maladie ; M. Bancourt, vétérinaire, au Câtelet (Q. 20), et les auteurs des questionnaires 19 et 45, signalent la ressemblance du sang de rate avec l'entérite suraigüe. M. Verrier combat cette manière de voir. Sur un segment d'intestin que nous avons examiné, l'inflammation était nulle, la muqueuse était bien ramollie, infiltrée et rougeâtre, mais il n'y avait là que des phénomènes d'imbibition, pas de vascularisation. Enfin, une odeur putride insupportable annonce en peu de temps combien la décomposition est rapide, combien le cadavre est dangereux.

Nous devons signaler que, lorsque l'ouverture se pratique avant la décomposition putride, la rate conserve parfaitement sa texture quelle que soit l'exagération de son volume ; le sang n'y est qu'emmagasiné, il ne déchire pas la trame. Les bactéridies, non plus que les globules du sang, ne pénètrent dans les éléments propres du tissu qui reste sain.

Nous noterons encore que les glandes lymphatiques, gorgées de sang, ramollies, noirâtres, friables, présentent surtout ces altérations à la gorge et le long du cou, puis, au bord adhérent de l'intestin, dans le mésentère ; il y a là une indication à tirer relativement aux voies de pénétration du ferment charbonneux, qui doivent être, tantôt les muqueuses exposées à la contagion, telles que celle des naseaux, de l'œil et des lèvres ; tantôt celles de l'intestin, dans les cas où la maladie est spontanée et non communiquée.

D'une espèce à l'autre, chez les divers animaux d'une ferme, l'aspect ne change guère, et l'intensité seule des symptômes établit quelques différences. Le danger est-il en proportion inverse du volume de l'animal? C'est ce que ferait croire la plus longue durée de la maladie chez la vache et surtout chez le cheval, mais principalement la possibilité d'une guérison chez ce dernier. Peut-être bien aussi le mouton, ordinairement perdu dans un troupeau nombreux, (car c'est dans les grandes fermes que le sang de rate exerce surtout ses ravages), peut-être le mouton est-il observé de moins près que les bêtes de plus grande valeur et qui sont connues individuellement des gens de service. Nous croirions volontiers que, s'il n'est pas facile de constater sur des toisons épaisses et souillées l'aspect terne et hérissé du poil qu'on trouve chez les grands animaux, on pourrait du moins, en faisant sortir les moutons un à un de la bergerie, constater l'injection ou la teinte jaunâtre des yeux, et le ton rosé des oreilles ou de la peau que signalent deux vétérinaires, M. Duchamp, de Guignes, et M. Meugniot, de Saulieu, (Quest. 39 et 51). On isolerait dès lors les moutons suspects, et l'on pourrait chercher à les guérir. Il est évident que ce n'est pas au moment de la stupeur et du frisson accusé par le tremblement général, qui accompagnent l'épanchement interne du sang dans différents viscères, et qui précèdent à peine de quelques heures les convulsions ultimes, qu'on peut encore agir, et l'effet désastreux de la saignée à ce moment se comprend à merveille.

La saignée préventive faite sur tout le troupeau malade a été tentée plusieurs fois avec succès ; cette pratique, bien infidèle du reste, est recommandée par des vétérinaires de localités infestées ; seulement, tous sont d'accord pour dire qu'elle ne fait que suspendre l'enzootie si l'on ne recourt pas conjointement au changement de régime. L'hydrémie temporaire produite par la saignée disparaît probablement assez vite, et, quand les bêtes reviennent à point, d'autant plus rapidement qu'elles sont plus affamées, elles se retrouvent promptement dans les conditions premières où le mal avait fait explosion. Cette suspension de la mortalité nous confirme dans l'opinion que l'imminence morbide préexiste ordinairement sous forme de pléthore, pléthore appréciable par divers symptômes autres que l'embonpoint. Ces symptômes sont prémonitoires de la décomposition ultérieure qui va se produire dans le sang. Il faut donc se donner la peine de les rechercher chez les moutons comme on le fait chez le cheval, et l'on arrivera peut-être alors à temps pour les sauver aussi. L'embonpoint est suffisant comme signe de pléthore, mais il n'est pas nécessaire, ni par suite constant. Bien des agriculteurs, MM. Garnot, Teyssier des Farges, dans le sein même de votre Commission, et plusieurs de vos correspondants signalent le passage rapide d'un régime insuffisant à un autre très-substantiel (ce qui produit une pléthore relative, que n'accuse pas encore l'embonpoint), comme une des causes les plus certaines d'explosion du mal. L'embonpoint ou la pléthore sont cependant si peu des causes suffisantes de sang de rate, que nous pouvons vous signaler une expérience toute faite qui fut des plus malheureuses. Elle nous est transmise par M. Lallement, vétérinaire à Villiers Saint-Georges (quest. n° 30) : « M. Dahout, de Champcouel, ayant mis son troupeau à la diète, perdit plus de moutons que ses voisins ».

Que l'on prenne les descriptions d'épizooties charbonneuses données par Chabert, en 1812, par Guersant père, en 1815, celle que donne M. Verrier dans la brochure qu'il vous a offerte, celle de M. Tanguy dans ses recherches sur une épizootie dans le Finistère, ou celles de l'un de vos correspondants, M. Grand, le vétérinaire qui a soigné les troupeaux de la ferme de Noël, et du fermier, M. Thierry (Quest. n° 25), qui a eu le malheur d'avoir à observer, chez lui, sur une large échelle, le sang de rate, on les trouve presque identiques en ce qui concerne le gros bétail, bêtes à cornes et chevaux.

Partout on voit coexister deux formes susceptibles de se remplacer et de s'engendrer l'une l'autre ; l'une, la fièvre charbonneuse ou le sang de rate, ne présente à l'observateur que des symptômes généraux ; l'autre, le charbon proprement dit, ajoute à ces symptômes des localisations diverses, une sorte d'éruption charbonneuse qui semble parfois entraîner au dehors le mal pour le mettre à la portée du traitement, et, le rendre curable, du moins chez le cheval.

Ces symptômes généraux sont plus variés que chez le mouton, la vie du malade étant plus longue, surtout chez le cheval ; mais ils sont de même ordre. Chez la vache, tristesse, prostration, indifférence pour les bruits extérieurs et les mouvements des gens de service qui l'entourent ou s'occupent d'elle ; manifestation de douleurs abdominales, piétinements, fréquentes inclinaisons de la tête et regards jetés sur ses flancs, et pourtant pas de douleur à la pression du ventre, mais douleur à la pression du dos et des reins ; appétit souvent nul ; elle prend le fourrage qu'on lui donne à la main, sans le mâcher, cesse de ruminer ; le lait, souvent supprimé, peut pourtant se maintenir jusqu'à la dernière heure (M. de Pointe de Gevigny en a observé un exemple) déjections colorées par le sang, urines moins constamment sanglantes que chez le mouton, mais très-rares ; le mufle est sec et chaud, tandis qu'il y a des frissons et de la frigidité de la peau dont le poil est raide et piqué ; les yeux, sans expression, sont injectés ou offrent une teinte jaunâtre, signe commun à tous les animaux charbonneux ; enfin, la circulation devient désordonnée, la respiration courte et précipitée ; l'animal tremble, se débat, tombe et meurt, comme le mouton, mais en accusant de plus vives souffrances.

Les mêmes symptômes se retrouvent chez le cheval, plus accentués par suite de la nature plus nerveuse et plus impressionnable de ce dernier. Ainsi, il se laisse tourmenter et couvrir par les mouches sans paraître en souffrir ; il s'inquiète, ne peut rester en repos, malgré sa tristesse et sa prostration évidentes. Il s'arrête subitement en marchant, comme s'il éprouvait de la douleur, chancelle sur ses jambes qui sont dans une instabilité continuelle ; ses reins sont souvent raides, et son échine sensible plie sous la pression de la main. La peau n'est pas partout d'une température uniforme, les crins s'arrachent sans peine, et le poil est piqué, terne et raide. La bouche est sèche, l'haleine chaude, les yeux jaunâtres ou violets et le regard inquiet ; les lèvres sont aussi jaunâtres à leur face interne. Les battements du cœur et la respiration sont précipités, l'animal témoigne de violentes coliques, cesse de manger, rejette des matières fécales souvent sanguinolentes, émet avec une peine excessive une urine roussâtre et mêlée de sang ; mais ce signe peut parfois manquer contraire-

rement à ce qui se passe chez le mouton. Ces symptômes généraux sont, chez le cheval, le plus souvent accompagnés de
lésions locales, tumeurs diverses, fluctuantes ou non, molles
ou rénitentes, douloureuses ou indolentes, œdémateuses ou
crépitantes, qui se combinent avec les signes généraux des
fièvres charbonneuses, sous des aspects si divers que des descriptions différentes ont été données par les auteurs d'un état
au fond identique, et que de bons observateurs ont pu croire
que, seules, les formes de fièvre charbonneuse accompagnées
de localisations extérieures méritaient le nom de charbon, et
que les autres, rejetées dans le sang de rate, formaient une
maladie distincte des affections charbonneuses. Pour établir
l'unité de la maladie, nous ferons ici, à l'aide de deux questionnaires, l'histoire d'une enzootie bien circonscrite, bien
observée, histoire bonne à méditer et profondément instruc-
tive, communiquée par un de vos correspondants et par son
vétérinaire.

Dans l'arrondissement de Joigny (Yonne) et le canton de
Brienon-l'Archevêque, le sang de rate était inconnu.

En 1865, la ferme de Noël, tenue par M. Thierry, cultivateur, fut visitée par la maladie. La ferme, située au bord d'un
affluent de l'Armançon, entre les finages de Brienon-l'Archevêque, de Mont-Saint-Sulpice, d'Ormoy, et enfin d'Esnon,
dont elle est séparée par la rivière, possède des terres situées,
les unes sur un plateau élevé à sol argileux et sous-sol calcaire, les autres sur le bord de la rivière, dans des terrains
bas à sol sablonneux et sous-sol pierreux formé d'une grève
de plusieurs mètres d'épaisseur, qui se dessèche tellement en
été, que les terres du plateau restent beaucoup plus fraîches.
Ces deux portions de terres sont égales en étendue. Enfin,
de l'exploitation dépend une ferme située à 3 kilomètres,
aux Morillons, commune de Mont-Saint-Sulpice.

En juin 1865, deux chiens meurent dans la ferme de Noël
avant tout autre animal. On pense qu'un des deux est mort
du sang de rate; mais pas d'autopsie, rien n'ayant encore
donné l'éveil. La veille, au soir, le chien ne mange pas, il est
triste; le jour de la mort il paraît abattu; on veut le promener,
il est raide sur ses membres, fait quelques pas, tombe et
meurt.

L'autre chien est quatre jours malade : il venait d'être
acheté depuis quinze jours. On suppose qu'il avait été battu,
et qu'il succombe à la suite de mauvais traitements.

À cette époque, 15 juin, le fermier possédait 600 moutons,

15 chevaux et 25 vaches. Les moutons pâturaient dans la partie basse, sur la grève, au bord de la rivière où ils s'abreuvaient ; ils rentraient à l'étable de dix heures à trois heures, faisant une route de 300 mètres au plus. Les agneaux, qui n'ont pas été épargnés, restaient à la bergerie. Enfin, deux béliers, isolés, qui avaient fait la monte quelques jours avant, sont morts à la bergerie, 60 moutons sont morts. Les vaches étaient aussi au régime du vert ; sur 25 bêtes à cornes, il succombe 11 vaches et 2 veaux. Toutes sont frappées isolément, toutes étaient en parfait état. La mort, quoique rapide, met parfois trois jours à les enlever. La première succombe le 26 juillet, quarante et un jours après le premier mouton. Enfin, les juments sont aussi atteintes. En juin, au moment où les moutons avaient commencé à être frappés, les 15 juments étaient comme les moutons et les vaches au régime du vert. Cependant ce n'est que le 6 septembre, alors qu'elles étaient à un autre régime, celui de fourrages nouveaux, luzerne et sainfoin, additionnés d'avoine et de son, que le sang de rate commence à les frapper. Elles étaient logées à l'écurie, à côté de l'étable à vaches.

Sur 15 juments ou chevaux, 13 sont atteints, 11 meurent, 2 guérissent. 7 bêtes nouvelles sont achetées dans les environs, 2 meurent à leur tour. Toutes étaient jeunes, vigoureuses, âgées de deux à six ans.

Elles ont été frappées isolément.

Les premières sont mortes le 7 septembre, le 3 octobre, le 5 octobre, le 8 octobre, c'est-à-dire trois mois après que le mal a frappé les moutons, cinq semaines après qu'il a frappé les vaches.

A cause sans doute de la différence de régime, de travail, d'exposition climatérique, on rapporte dans la ferme tous les accidents à une même cause inconnue.

Les chiens lacèrent et dévorent des débris impunément. Leurs morsures ne produisent pas d'inoculations évidentes.

Pas d'accidents chez les poules qui se sont repues de débris de moutons sacrifiés, tandis qu'il y a précisément dans les fermes voisines grande mortalité sur les volailles. Au début de l'enzootie, plusieurs moutons sont mangés dans la ferme ainsi que des vaches, dont une salée est conservée six semaines. Pas de malheurs à déplorer.

Pendant que le fermier de Noël subissait ces désastres, aucune perte n'affligeait les exploitations les plus rapprochées, situées dans des conditions en apparence identiques. Bien plus, aucune contagion ne s'opérait entre des troupeaux pâturant sur des prés voisins et suivant des passages communs.

M. Thierry pense alors à l'émigration. 10 vaches sont conduites à la ferme du Bois de la Raie, traversant les communes de Brienon et de Champlost ; 10 autres vaches sont conduites avec un troupeau de 200 brebis pleines (les plus maltraitées, soit dit en passant, contrairement à l'opinion commune) à la ferme des Morillons ; des vaches conduites aux Morillons, 3 meurent ; il en est de même de 4 juments sur 6 malades.

Enfin, le dernier lot de 200 moutons de la ferme est conduit par Ormoy à Beaumont, où il reste un mois.

Malgré les mélanges de troupeaux amenés par l'émigration, malgré les foyers d'infection créés par la mort de quelques bêtes, malgré la proximité des fermes voisines, (Paincourt à 1,500 mètres, Pré-Martin à 500 mètres, Esnon séparée par la rivière,) aucune perte.

Nous ne cherchons, on le voit, à dissimuler aucune des objections qui pourraient être faites dans ce cas à la doctrine de la contagion, et pourtant nous trouvons bien caractéristique la forme de quelques lésions dans des autopsies pratiquées sur les juments du sieur Noël par M. Grand, vétérinaire, à qui nous devons la plupart des détails ci-dessus mentionnés.

Voici ces lésions :

1re jument. — On remarque, du côté droit de la tête, un engorgement indolent, dur, résistant à la pression, à bords mal circonscrits, excepté vers la commissure de la bouche où il forme un bourrelet ayant une épaisseur de 6 centimètres : c'est une tumeur sanguine.

2e jument. — Les ganglions de l'auge disparaissent dans un engorgement du même caractère que ci-dessus. A l'autopsie, on trouve une tumeur séro-sanguine, les ganglions noirs se réduisant en putrilage.

3e fait. — Cheval hongre. — Au bord supérieur de l'encolure, un peu à droite, existe une blessure récente du collier, qui est devenue le siège d'un engorgement du volume des deux poings, non pâteux, douloureux, œdémateux. — Dans l'ars, de chaque côté, on remarque un engorgement en forme de gros cordon mou, pâteux et indolent, duquel part, à droite et à gauche, une corde lymphatique de la grosseur du doigt, laquelle va se perdre dans le bord inférieur de l'encolure. — Dans l'aine, du côté gauche, existe un engorgement gros comme le poing, de même nature que les précédents, et douloureux.

4e jument. — Au début, paraît atteinte d'une angine laryngée accompagnée d'un cornage tel, qu'il y a indication de trachéotomie qui n'est pas suivie du reste. Elle présente un engorgement volumineux le long du bord inférieur de l'encolure et sur les côtés, depuis le poitrail jusqu'à l'auge et aux régions parotidiennes.

Morte en quarante-huit heures. A l'autopsie, engorgements séro-sanguins divers dans l'encolure, infiltrations de sérosité jaunâtre, œdèmes de la glotte et de l'épiglotte ; la rate se met en bouillie sous la pression : les autres organes sont sains.

Enfin, une 5ᵉ jument présente, à dix heures du matin, un engorgement à la pointe du coude droit ; est gaie, vive ; prend sa nourriture comme à l'ordinaire et sans paraître malade jusqu'à huit heures du soir ; n'offre pas l'infiltration jaunâtre des conjonctives ; montre de la tristesse à dix heures du soir, et meurt à deux heures du matin, seize heures après le premier signe extérieur. Toutefois, des mouchetures, pratiquées sur l'engorgement du coude, avaient produit des hémorrhagies que le cautère seul avait pu arrêter, et ce signe de dissolution du sang avait donné l'éveil. — A l'autopsie, pas d'altération des organes abdominaux, mais décoloration de tout le train postérieur, engorgement de tous les ganglions lymphatiques du corps, avec infiltration jaunâtre très-étendue, et ramollissement putrilagineux des glandes elles-mêmes.

Ne voit-on pas, par ces exemples, combien est probable une inoculation charbonneuse ? Comment admettre la spontanéité d'évolution, alors que les organes malades sont presque exclusivement les glandes placées sur le trajet des lymphatiques qui proviennent des diverses muqueuses exposées, des muqueuses buccale, nasale et anale, ou d'une plaie à vif ?

Enfin, nous ne quitterons pas cette enzootie remarquable sans noter un fait des plus importants. Deux juments ont guéri. C'est un fait presque commun chez le cheval ; mais une est retombée malade, et est morte du sang de rate.

Ainsi, 5 juments sont atteintes vers la fin de septembre, et, sauf une (chez qui ont manqué les urines sanguinolentes, et qui, pourtant, est morte en quatre heures), toutes ont offert les mêmes symptômes ; 3 sont mortes promptement, 2 ont guéri : une de ces deux dernières a été reprise le 1ᵉʳ décembre, et est morte le lendemain.

Comme un virus ne se double pas, et qu'une fois son évolution opérée il disparaît ordinairement sans retour, préservant pour longtemps le sujet malade de toute infection nouvelle, de son fait, il faut bien admettre comme improbable la virulence absolue du sang de rate, si dans les deux mois de sa guérison un animal peut être repris et succomber, et croire plutôt, comme l'indique, du reste, l'examen microscopique, à la nature parasitaire du sang de rate, à l'évolution d'un ferment.

Nous nous trouvons, par ce fait, conduits à rechercher les causes et la nature du sang de rate.

Quelles sont les causes du sang de rate? Existe-t-il une ou plusieurs causes fondamentales, essentielles, en dehors desquelles le sang de rate ne paraisse jamais? Les causes sont-elles suffisantes ou bien ont-elles besoin de trouver un terrain préparé? Ces causes n'étant pas admises, y a-t-il un ensemble de circonstances capables par leur réunion de faire naître la maladie, et quelles sont-elles? Telles sont les questions qui se présentent à l'esprit; nous ferons d'abord les réponses, nous les développerons ensuite.

Le sang de rate semble procéder de deux causes directes : d'une part la contagion, d'autre part une imprégnation du sang par des principes d'altération provenant de la nourriture.

L'une des deux causes directes, au moins, est nécessaire.

Elles sont indépendantes l'une de l'autre.

La contagion semble indépendante de toute autre cause, elle est donc suffisante; le contage est identique avec celui des maladies charbonneuses.

L'autre cause est peut-être suffisante; elle semble toutefois ne produire ses effets que sur des sujets prédisposés.

La cause prédisposante la plus active est certainement l'état de pléthore absolue ou relative dû à un régime trop échauffant; puis viennent la chaleur et d'autres causes nombreuses mais secondaires, telles que l'état avancé des prairies, leur dessication trop grande par des drainages, la nature échauffante des amendements ou du sous-sol, etc., etc.

L'ensemble des causes prédisposantes est insuffisant à créer la cause prochaine, et par suite à produire la maladie de toutes pièces.

Le premier point à établir pour nous, c'est, non pas l'identité, mais la filiation serrée du sang de rate et du charbon, c'est de vous montrer le charbon naissant d'inoculations du sang de rate, et le sang de rate naissant en alternance du charbon, c'est de vous faire voir que la nature du substratum organique transforme les deux maladies l'une dans l'autre, ou plutôt démontre qu'elles ne sont que deux aspects différents, deux degrés d'un même état général.

« Les variétés de la fièvre charbonneuse sont si multipliées, et les différences que présentent entre elles les épizooties connues de cette maladie sont si grandes, que si l'on ne cherchait pas à analyser les caractères communs et généraux, on serait tenté de croire, au premier aspect, que ce sont autant de maladies distinctes, » disait Guersant.

Sur la production du charbon par les inoculations ou l'imprégnation du sang de rate, les témoignages ne nous feront pas défaut. Nous ne nous appuyerons pas sur l'opinion de bien des cultivateurs, qui ne définissent le charbon que par l'aspect de l'animal mort, qui devient noir; mais des faits malheureusement très-nombreux prouvent que transporté dans les tissus d'un animal, et même sur l'homme, le sang de rate fait naître le charbon.

« Un homme après avoir dépouillé un mouton mort du sang de rate, est mort, quelques jours après du charbon, la maladie ayant commencé par le bras.

(M. X., à Villiers, canton de Pacy-Eure, Quest. 8.)

« Les animaux morts du sang de rate et en décomposition, communiquent le charbon à l'homme et aux animaux, mais non pas le sang.

(Bigorgne à Marigny en Orxois Aisne, Q. 18.)

M. Mirvault de Brantilly qui a perdu 109 bêtes à laine, a aussi perdu deux chevaux du charbon.

(Lallement vétér. à Villiers Saint-Georges, Seine-et-Marne Q. 30.)

« La maladie arrivée à sa dernière période est-elle charbonneuse? On le prétend, et je crois, avec raison. Elle se reproduit par inoculation sous forme de pustule maligne. »

(M. Turquin, de Chalandry, Quest. 21 au n° 22.)

« La maladie arrivée à sa dernière période détermine le charbon avec une grande rapidité, attendu que si le berger a la maladresse de se faire la moindre coupure en dépouillant un animal mort du sang de rate, il est sûr de voir le charbon se déclarer sur la petite blessure qu'il s'est faite si elle s'est trouvée en contact immédiat avec le sang de l'animal.

(M. Piot, fils, à Etavigny (Oise), Q. 41.)

« M. Brugnone a observé qu'un homme qui avait déterré les cadavres des chevaux pour en tirer la graisse, a été attaqué d'un anthrax à la gorge, dont il est mort en deux jours; deux cochons et quelques chiens qui avaient mangé de la chair de ces cadavres, moururent aussi en peu de temps. (Guersant essai sur les épizooties p. 52.)

Des coïncidences sont en outre admises par des adversaires

de la contagion (Q. 10) entre les deux maladies, les moutons ayant le sang de rate, et les chevaux des fièvres charbonneuses, dans une même exploitation.

On voit, dans la discussion entre MM. Garreau et Moysant relativement à la contagion du sang de rate, signaler par M. Garreau (*Clinique vétérinaire* 1862 p. 249), la mort par le charbon, d'une fermière de Brou, marché fréquenté par des troupeaux infestés du sang de rate. On trouve dans la même discussion (p. 296 de la *Clinique*), l'assertion attribuée par M. Garreau à un médecin, le docteur Poulain, que sur 100 pustules malignes, 70 se rencontrent chez des hommes qui ont touché ou dépouillé des cadavres d'animaux morts du sang de rate.

« Le sang de rate, dans l'espèce bovine est de nature charbonneuse. Par inoculation il donne la pustule maligne, c'est ce qui est arrivé il y a quelques jours au maître de l'équarrissage de Laflammangin. »

(M. Cabaret, vétérinaire à la Capelle, Q. 54.)

« Le sieur Butard équassisseur, qui débarrassait ces malheureuses gens, en emmenant les cadavres des animaux morts du sang de rate, ne se doutant pas qu'il se trouvait en présence d'une affection virulente, apporta chez lui la contagion, et perdit deux vaches. Lui-même s'inocula le *charbon*, et mourut. » (*Clinique vétér*. 1862, p. 623.)

Un charretier attaché à une ferme dont les moutons étaient attaqués du sang de rate fut atteint d'une petite pustule à la paupière inférieure. Cette pustule fut enlevée avec le bistouri. Il fut facile d'y reconnaître les bactéridies avec leurs caractères ordinaires... Quatre fragments de la pustule furent introduits sous la peau d'un cobaye. Cinq jours après l'animal mourut et son sang offrit des bactéridies en quantité considérable. (Gaz. hebd. de médecine, 1864, p. 821.)

Sans parler d'un cas, qui vient de nous être communiqué, de pustule maligne chez un fermier des environs de Rambouillet, en Beauce, ne devons-nous pas dire, ne fût-ce que dans l'intérêt de la santé publique, que plusieurs cas de pustule maligne se sont produits, cette même année, dans le canton de Donnemarie, en Brie, où règne le sang de rate.

A Sigy (Seine-et-Marne), le sang de rate a fait son apparition, cette année, pour la première fois; dans une ferme, quatre personnes, dont la fermière, ont contracté la pustule maligne; on consommait les moutons morts et on levait les dépouilles; dans une autre ferme un homme est mort du charbon.

Nous ne rappelons pas ici les cas de charbon chez des individus ayant été en contact avec des animaux charbonneux ou leurs dépouilles. Ce serait faire une pétition de principes.

Secondement, le sang de rate donne naissance au sang de rate, c'est-à-dire qu'il peut se transmettre par contagion, dans son identité, soit dans la même espèce animale, soit chez d'autres espèces herbivores.

« Il est arrivé chez nous que dans un troupeau comptant 650 têtes, 14 ont péri pendant une nuit ; la cause de ce fait a été attribuée à ce que ce troupeau avait pâturé la veille dans une prairie où était resté depuis quelques jours un mouton mort du sang de rate. (Thirouin, maire de Cherville, Q. 4.)

« J'ai observé la maladie sur un troupeau, communiquée par le contact de moutons infectés ; mais le nombre des victimes a été peu considérable et la maladie n'a duré que 15 à 20 jours. (Collin vétérinaire à Château-Thierry, Q. 6.)

« Le troupeau a été infecté 8 ou 12 jours après avoir pâturé dans un endroit où l'on avait enfoui une vache morte de la maladie, et qui avait été déterrée par les chiens. (Fèvre à Ancy-le-Franc, Yonne, Q. 26.)

C'est en somme à cet ordre de faits qu'appartiennent la plupart des contagions dans les bergeries, admises par quelques-uns de nos correspondants, ou les coïncidences singulières qui font périr les animaux soumis à des régimes différents ou d'espèces distinctes, comme truies, porcs, chèvres, ou chevaux dans la même ferme.

C'est à cet ordre de faits que se rapportent encore les 12 observations de contagion par voisinage, consignées à la fin du Mémoire de M. Verrier de Provins (p. 43 à 48), et que nous reproduirons ; et enfin les contagions par inoculation artificielle consignées p. 330 et 331, de la Clinique vétérinaire pour 1862 d'après les expériences de la Commission d'Eure-et-Loir.

On trouverait encore quelques exemples des plus caractéristiques dans la brochure de M. Gillet vétérinaire, à Valençay, (Indre). *Traité des maladies charbonneuses comparées à la maladie de sang.* (Romorantin, 1854 p. 24 à 29.)

Troisièmement, il peut naître en alternance avec le charbon selon les conditions ambiantes, les épizooties des contrées marécageuses étant charbonneuses, celles des contrées hautes étant exemptes de tumeurs carbunculaires.

Enfin, il peut naître en alternance avec le charbon, selon les conditions, non plus de milieu, mais de substratum organique, selon la variété des espèces animales. (V. Q. 25 le charbon frappant les chevaux, le sang de rate frappant les moutons et les vaches; v. aussi Q. 20.)

Guersant disait déjà en 1815 : «la fièvre charbonneuse attaque les solipèdes, toutes les espèces de ruminants et les cochons, et se communique quelquefois aux chiens, aux oiseaux, et même à l'homme, mais avec des caractères différents ».

Si nous mettons autant d'insistance à établir la puissance de la contagion, c'est que c'est une cause presque toujours agissante, bien difficile à éviter; c'est qu'elle est constante dans ses effets, à l'encontre de toutes les causes prédisposantes qui ont été confondues avec elle, mais qui sont, elles, tellement infidèles, que si leur ensemble a quelque valeur, elle n'en ont, sauf une, que nous tâcherons de mettre en lumière, isolément aucune, aucune absolument; c'est que la contagion est souvent insidieuse, difficile à dévoiler, et par suite méconnue. — Dès qu'un animal, contaminé par une inoculation extérieure ou par une imprégnation obscure, et devenu en apparence spontanément malade, présente les signes du mal, dès que ses déjections ont souillé sa litière, ou fourni matière à de nouvelles contagions, dès que lui-même est devenu le foyer d'une fermentation charbonneuse, lorsque son sang a été répandu sur le sol ou sur les fumiers; lorsqu'au parc dans les champs, exténué de chaleur, il se serre contre ses voisins, la tête basse et cachée sous son ventre, pour la préserver du soleil, comment affirmer sans hésitation qu'il n'en peut infecter un grand nombre?

Voici un fait singulier, de tournure exceptionnelle, que nous empruntons au Questionnaire 37, rédigé par M. Gillet, vétérinaire, contagionniste des plus accentués, comme le prouvent deux brochures éditées à Romorantin en 1854 et 1857, et dont il vous a fait hommage :

« M. Rousseau, propriétaire du domaine de Loreillard, commune de Chabris, y demeurant, avait acheté deux cents moutons de Sologne. Il en avait perdu huit ou dix, et, n'en connaissant pas la cause, il me fit appeler.

« J'arrivai à dix heures et demie du matin, par un temps de grande chaleur : c'était au mois de juillet; les moutons étaient aux champs, on les fit revenir dans la cour du domaine. Ils s'y groupèrent en un seul lot; cinq minutes après, j'en aperçus un qui allongeait le nez et qui avait les flancs agités. Peu de minutes après il était mort.

« En moins d'une demi-heure (?) il en est mort quatorze !

« Effrayé d'une mortalité aussi foudroyante, je conseillai à

M. Rousseau de faire conduire ses moutons sur le bord du Cher, qui n'est pas à plus de deux cents mètres du domaine. L'on y jeta tous les moutons que le courant emmena au moins à vingt mètres. Là, le bord est très-incliné ; ils s'y sauvèrent tous.

« Heureusement il se trouvait dans le pays un marchand de moutons de la Normandie, qui achetait tous les moutons du domaine. M. Rousseau le pria d'emmener les siens ; ils partirent le soir même ; il n'en mourut qu'un en route, tous les autres furent sauvés.

« S'ils mouraient si rapidement quand ils étaient groupés, cela tient à ce que le virus charbonneux était très-concentré et la contagion facile. »

Nous ne donnons pas l'exemple comme bon à suivre, mais nous croyons, comme l'auteur, à la plus grande facilité de transmission dans les conditions qu'il indique. Il n'en faut pas moins regarder le cas comme aussi exceptionnel, heureusement, que le traitement suivi. L'auteur s'est dit évidemment : « Aux grands maux, les grands remèdes ! »

Les troupeaux voisins, indemnes, n'ont-ils pas souvent le même sol et la même pâture ? D'où viendrait donc, si le régime seul était en cause, si rien de matériel ne localisait l'infection, qu'ils conservassent leur privilége d'immunité et que le mal se fixât opiniatrément dans une même ferme ?

Les propriétés contagieuses du sang de rate sont un des points les plus contradictoirement appréciés par vos correspondants. Ainsi, tandis que certains cultivateurs ou même des vétérinaires soutiennent son innocuité et font consommer la viande, d'autres n'hésitent pas à le considérer comme excessivement contagieux et dangereux, et l'un d'eux réclame qu'on procède à l'enfouissement immédiat, sans dépouillement des animaux morts. (Quest. n° 10.) Citons ici l'opinion concordante de MM. Garreau et Darreau dans la discussion relative aux expériences de la Commission d'Eure-et-Loir. — Les mêmes divergences se sont produites dans le sein de votre Commission, et ont conduit quelques-uns de vos membres à penser que la maladie n'était peut-être pas dans tout son cours identique à elle-même, ou bien que beaucoup de confusions étaient faites par les bergers, qui déclaraient morts du sang de rate des moutons morts de pléthore ou de gros sang.

De là viendraient, dit-on, les appréciations différentes faites sur la contagiosité de la maladie.

Les anti-contagionistes s'appuient sur ce fait, c'est que des troupeaux infectés sont suivis pendant un été entier dans les mêmes chemins, à travers certains pacages, par des troupeaux sains qui ne contractent aucunement le mal, et qu'ils paissent parfois sur des terres tout à fait voisines, qu'ils parquent et stabulent même à quelques mètres de distance quand ils appartiennent à la même exploitation, (comme il se voit chez plusieurs de vos correspondants, Quest. 5, 23, 9, 39, 41), sans se communiquer le sang. Ces raisons ne s'appliquent qu'à la contagion à distance, elles ne compromettent que l'existence d'un contage volatil, et nous les croyons bonnes : mais elles n'impliquent pas l'impossibilité de la contagion par contact immédiat et prolongé.

« Les brebis des voisins pacageaient presque ensemble et passaient par le même chemin que celles de MM. Manilève et Bouiges, aucune n'a été atteinte.

(Quest. n° 1.) Veyssier agent d'assurances à Mauriac (Cantal).

« Des moutons placés dans deux bergeries séparées par un simple mur, les uns mouraient, les autres non ; les portes restaient à peu près toujours ouvertes, les moutons de l'une et l'autre bergerie allaient aux mêmes endroits sur le fumier, et néanmoins il n'y a pas eu de contagion.

(Quest. n° 5) M. Faucheux, maire à Saint-Péravy.

Pour les bêtes bovines, elles vivent toutes ensemble dans la même pâture, et ont la même ration à leur rentrée, l'un perd 8 bêtes, et l'autre rien.

M. Marin, de Courbes. (Quest. n° 7).

« M. Létrillard, de Montceau-les-Loups, a fait en 1856 des pertes sérieuses : il perdait jusqu'à 20 et 30 moutons par nuit, il a perdu aussi des animaux de race bovine, porcine et galline ; ses bestiaux passaient dans les mêmes chemins que ceux des autre fermes, et ces derniers n'attrapaient rien.

(Quest. n° 7, Chambre consultative d'agriculture du canton de La Fère).

« Sur 58 bêtes acquises avant la maladie et complétant un troupeau de 500 moutons, 5 sont mortes entre la 10ᵉ et la 30ᵉ du troupeau.

Les 45 autres, soumises à un régime spécial n'ont plus bougé quoique se trouvant tous les jours à côté des autres avec une séparation à claire-voie. Malgré de grands soins, mais différents, la maladie a continué deux mois dans le reste du troupeau, et a complété un nombre de 64 victimes.

(Quest. n° 9, M. Lefèvre, des Aulnois.)

« Un troupeau est resté seul atteint pendant 6 ans au milieu de 8 autres troupeaux. Un fermier, jaloux de se voir seul victime de ce fléau, fait mêler son troupeau à celui de son voisin sans lui communiquer la maladie.

(Quest. n° 21,) Turquin de Chalandry, dont le témoignage a la plus grande valeur, d'abord à cause de la précision de ses affirmations, puis, à cause de l'expérience qu'il a du sujet qu'il a spécialement étudié, lors des recherches de M. Yvart. Mais il est si vrai que M. Turquin a plutôt en vue la contagion par virus volatil que la contagion directe, dans ses dénégations, c'est qu'au n° 22 de son questionnaire il admet la contagion par inoculation, sous forme de pustule maligne, chez l'homme.

« Il est certain qu'en réunissant des moutons atteints du sang de rate à d'autres qui ne le sont pas, ceux-ci n'en seront pas frappés; expérience que nous avons faite.

(Quest. n° 23), Bourguignat, maire de Bordes. (Aube).

«Le sang de rate est contagieux à la bergerie, mais il n'est pas susceptible de se communiquer à distance.»

« Un troupeau sain amené dans une bergerie où des bêtes malades ont séjourné contracte presque toujours la maladie. On a vu des troupeaux mêlés ensemble tous les jours pour aller paître dans les mêmes champs, et l'un perdre beaucoup, l'autre ne rien perdre.

(Quest. n° 30, Lallement, vétérinaire à Villiers-Saint-Georges.)

(Quest. 45-49.) « Il est arrivé chez moi que les bêtes d'un de mes troupeaux mouraient de cette maladie, et que celles de l'autre n'en étaient pas atteintes. J'ai vendu les bêtes du troupeau malade; j'en ai acheté d'autres, qui, au bout de trois semaines de séjour dans la même bergerie, ont subi le même sort. » (Q. 46.)

« Chez un cultivateur, les brebis à la suite de l'agnelage se trouvaient en mauvais état, on prit soin d'engraisser les brebis avec des fourrages donnés en abondance, mais qui avaient été plâtrés. Au bout d'un mois, il en mourut. Le berger ayant adopté une bergerie où il y avait des agneaux d'un an, pour dépouiller les bêtes mortes, le sang tombait sur le fumier, il était chaud, fumait encore que les agneaux venaient en respirer les miasmes, il n'en est mort aucun.

Il y avait 6 bergeries dans cette ferme, communiquant de l'une dans l'autre, tous les moutons sortaient à tour de rôle sur les fumiers dans la cour, il n'en est pas mort d'autres que les brebis, et le nombre en a été grand, car sur 200, 80 sont mortes. »

(Quest, n° 39, Duchamp, vétérinaire à Guignes.)

L'immunité des bergers et des équarrisseurs qui lèvent les dépouilles, le fait que des agneaux auraient tous échappé à la maladie dans une ferme infestée, alors que leur bergerie était précisément celle où l'on dépouillait les moutons morts, sont des faits négatifs non probants. Bien des cas de pustule maligne contractée par des bergers attestent l'inoculabilité du sang de rate. Quant aux agneaux on peut dire que le fermier a eu bien du bonheur de ne pas en perdre, mais que l'expérience ne réussirait pas toujours, même sur des bêtes que leur régime tendrait à rendre réfractaires à la maladie. Dans les observations d'agneaux indemnes après avoir tété leurs mères déjà mortes (Quest. n° 21), il n'y a rien qui nous étonne, le lait ne contient pas le ferment charbonneux sur l'animal vivant, et vit encore quand l'animal est mort depuis quelques instants à peine. Il existe d'ailleurs des faits contradictoires. (V. p.   du Rapport.)

Après avoir cité nombre de faits en faveur de la contagion, nous devions appuyer aussi de quelques faits l'opinion défavorable à la contagion ; l'examen contradictoire que nous vous soumettons, peut seul vous permettre de juger des difficultés du sujet, et de la valeur des opinions discutées dans le rapport ou adoptées dans les conclusions de votre Commission.

Les citations suivantes sont empruntées à une lettre de M. Verrier, de Provins.

« Sans nier absolument la transmission du sang de rate par le contact des bactéridies, soit avec les muqueuses, soit avec la peau et même des plaies récentes, j'affirme qu'elle est une rare exception.

« Je puis, pour soutenir mon opinion, citer plusieurs observations qui possèdent d'autant plus d'intérêt qu'elles sont recueillies dans un pays où il est prouvé que les neuf dixièmes des animaux qui meurent, périssent par le sang de rate.

« 1° Barbe, équarrisseur dans le canton de Villers-Saint-Georges, depuis au moins 30 ans, n'a jamais eu la pustule maligne.

« 2° Brûlefert, équarrisseur à Provins, depuis 1848, n'a jamais eu aucun accident de cette nature.

« 3° Favin, équarrisseur à Provins, depuis plus de 15 ans, n'a jamais eu la pustule maligne.

« 4° Un de ses ouvriers, équarrisseur depuis plus de 30 ans, n'a jamais rien eu en fait de charbon.

« 5° Le berger de M. Garcenat des Fontaines, affirme être berger depuis plus de 30 ans, et n'avoir écorché pas moins d'un millier de moutons morts du sang. Il n'a jamais eu le charbon bien qu'il ne se soit pas toujours lavé les mains et qu'il ait pu se couper pendant l'opération.

« 6° Chancel, marchand de peaux à Provins, achète presque toutes les dépouilles d'animaux morts du sang, il en a toujours en grande quantité dans ses greniers, je l'ai vu dans sa voiture assis et entouré de peaux rouges. Je n'ai pas su qu'il ait eu la pustule maligne.

« 7° J'ai eu moi-même l'occasion de donner des soins à un *très-grand* nombre d'animaux de toute espèce malades de sang de rate ; j'ai fait beaucoup d'autopsies ; j'ai eu mille fois l'occasion d'avoir les mains et la figure couvertes de sang ; je suis heureux de pouvoir déclarer que je n'ai encore rien attrapé.

« Il est bon de noter que je prends ces faits sans les chercher, je les ai sous les yeux ; j'en pourrais citer plus de cent pareils. »

De leur côté, les partisans de la contagion, parmi lesquels se range sans aucune hésitation votre rapporteur, s'appuyent sur des faits nombreux et des expériences.

Parmi ces faits, il en est un que nous signalerons de suite, c'est que la contagion niée par plusieurs de vos correspondants sur les pacages et dans les passages ou routes suivies simultanément par les bestiaux, est admise par plusieurs d'entre eux dans les bergeries, or, nous trouvons les éleveurs unanimes pour dire que le régime de la bergerie et la stabulation sont infiniment moins favorables à l'explosion du sang de rate que le pacage et le parcage. Il faut donc donner quelque créance à l'opinion qui admet la contagion dans les bergeries. C'est là une sorte de compromis dont voici l'interprétation : Dans un même parc, ou dans la même bergerie, les contacts sont serrés, formels, et favorables à l'inoculation. Dans des parcs différents simplement coupés par des cloisons à claire-voie, il n'y a pas d'imprégnation, car il n'existe pas de virus volatil.

Bien des faits prouvent la contagion directe :

La spontanéité, chez l'homme, de la pustule maligne ne saurait être regardée comme démontrée. Il ne suffit pas que des médecins n'aient pu constater l'inoculation, ou que les vétérinaires n'aient pu trouver dans des troupeaux le point de départ du virus pour nier l'origine externe du mal chez l'homme. Le charbon, même lorsqu'il tient à une évolution parasitaire peut avoir, ou une origine en apparence spontanée, — la conferve ou l'infusoire bactéridique s'introduisant par des voies inconnues, — ou une origine manifestement extérieure, la bactéridie née ou apportée sur un animal, étant reprise par divers agents d'inoculation, les insectes surtout, et transportée par eux sur l'homme.

Quant à nous, nous avons connu, vers 1848, à Fontenay-aux-Roses, localité de petite culture, sans troupeau, un cas de pustule maligne développée à la paupière chez une jeune personne de famille riche, jouissant de la plus parfaite santé. Elle avait la nuit, dormi la fenêtre ouverte, et s'était réveillée avec une sensation de démangeaison brûlante à la paupière. La pustule fut constatée par M. Lacroix, ancien chirurgien major, et médecin du pays à cette époque. La jeune fille mourut en quatre jours. Est-il possible, quoique l'insecte vecteur du virus n'eût pas été vu, d'admettre une évolution spontanée dans un cas pareil, au milieu d'une santé florissante?

Nous avons entendu citer par notre vénéré collègue M. Leblanc, membre de l'Académie de médecine, le fait d'un vétérinaire, qui, après avoir délivré une vache, avait vu survenir sur sa main une pustule maligne, la vache étant saine d'ailleurs et n'étant pas morte du charbon : il y avait eu là décomposition locale de matières fermenticibles et évolution spontanée de pustule maligne ; mais comment affirmer que les vapeurs odorantes de son bras fumant n'ont attiré aucun insecte qui aurait servi de véhicule à des matières puisées sur un cadavre charbonneux et fixé sur la partie découverte et humide le germe de la pustule ? Comment affirmer même la précision du diagnostic, le liquide des macérations dans les amphithéâtres de dissection, bien putride pourtant, mais non charbonneux, ne produisant que des furoncles et jamais le charbon? N'est-ce pas limitées encore dans un îlot de peau comme un œuf dans sa coquille ou une graine dans son enveloppe que M. Davaine a trouvé des bactéridies, provenant d'une pustule maligne cernée à l'aide du bistouri et enlevée chez un malade par M. le docteur Mauvezin de Bray-sur-Seine? Qui ne sait le sort funeste que réservait l'avenir à ce malade, et celui qui attend tout sujet chez qui la cautérisation ne détruit pas localement la pustule? Le malade guérit. — Comment croire alors à une affection spontanée, si la destruction locale d'un parasite suffit pour arrêter l'évolution déjà commencée, manifestée au dehors par la pustule, d'une maladie générale? C'est impossible. Tout repousse l'idée de la spontanéité de la pustule chez l'homme. Quant à l'œdème malin, qu'on a décrit à part, et qui semble, par la rapidité de l'évolution des phénomènes généraux se rapprocher du sang de rate chez le cheval, avec tumeurs carbunculaires, provient-il d'un empoisonnement par ingestion, c'est ce que nous ne saurions dire, mais nous ne le croyons pas, plus que la pustule, spontané. Nous rappellerons que la non-spontanéité chez l'homme a été formellement soutenue au congrès médical de Bordeaux, par le Dr Raimbert, de Châteaudun, l'un des plus autorisés parmi les médecins qui connaissent cette matière.

Il n'est ni dans notre rôle, ni dans votre attente que nous reproduisions ici la discussion intéréssante qui a eu lieu cette année même à l'Académie de médecine, relativement à des faits de contagion de la pustule maligne. Cependant il y a un trait de ressemblance si singulier entre quelques exemples de contagion de la pustule et des faits de contagion du sang de rate, que nous ne pouvons résister à l'envie de faire devant vous le rapprochement.

La pustule maligne, étant chez l'homme toujours le fait d'une inoculation, siége toujours sur les parties habituellement découvertes, et, comme les prescriptions légales relativement à l'enfouissement des cadavres d'animaux morts du sang de rate ne sont pas observées, les peaux sont enlevées, et les corroyeurs ou mégissiers contractent parfois le charbon. La pustule siége alors, comme on le comprend, presque toujours sur les avant-bras. Pourtant, un ouvrier, s'étant présenté à l'observation du docteur Broca, avec une pustule sur le cou, fait assez rare, mais constaté déjà plusieurs fois à l'hôpital de la Pitié, voisin des bords de la Bièvre où travaillent les corroyeurs, le chirurgien se rendit compte que le frottement d'une peau malsaine jetée sur l'épaule pour la transporter, avait produit l'inoculatation ; il apprit que les vieux ouvriers prenaient, en connaissance de cause, la précaution de garantir leur cou par l'interposition d'une toile. — Il porta le fait à la connaissance de l'Académie, et proposa divers moyens prophylactiques. — L'Académie prit intérêt à la question, et, sur la proposition de M. le baron Larrey, l'un de vos membres, l'examen des faits et des mesures à prendre fut déféré au Conseil supérieur d'hygiène et de salubrité.

Vous ne serez sans doute plus bien étonnés quand vous saurez que, sans compter les innombrables inoculations faites par les mouches, la contagion s'opère aussi, entre animaux, par contact des peaux écorchées qu'enlèvent les équarrisseurs rouleurs. Un de vos correspondants cite, à l'appui de la possibilité de la contagion du sang de rate, la mort par le sang de rate, d'un cheval chargé à nu de peaux de moutons écorchées.

Nous vous avons, à propos des transmissions réciproques de charbon et de sang de rate, cité des faits de contagion qui ont dû suffire à former votre opinion. Nous avons laissé de côté les preuves que l'on a tirées de la pratique des inoculations; elles réussissent trop souvent pour que la contagion par leur moyen soit douteuse. Si parfois elles échouent, il n'en faut accuser que l'état absolument ou actuellement réfractaire du sujet. Ne voit-on pas chez l'homme échouer l'inoculation de vrais virus, bien autrement actifs, celui de la variole par exemple qui se transmet pourtant, même à distance, par co-habitation dans un même appartement, et sans contact immédiat entre les sujets? Et la vaccine, et la rage, et d'autres, à virus fixe, localisés dans des humeurs et facilement inoculables! Des faits positifs, bien observés suffisent pour affirmer la loi. Les faits négatifs ne sont que des problèmes offerts à la sagacité de l'observateur et propres à l'éclairer plutôt qu'à le décourager. En effet, lorsqu'ils sont assez multipliés et divers, ils peuvent se ranger sous plusieurs chefs et permettre d'isoler, du fait même de la contagion banale, les circonstances accessoires, adjuvantes, ou inconciliables avec sa réussite.

Eh bien, les faits négatifs sont, eux aussi, tellement multipliés, et quelques-uns, ceux par exemple que nous vous avons cités d'après un observateur habile, M. Verrier, sont tellement importants, qu'il nous faut leur donner presque autant de valeur qu'aux faits de contagion positive, et vous ne serez plus étonnés des deux séries de citations que nous avons produites plus haut : c'est qu'elles doivent, l'une et l'autre, fournir leur enseignement.

Pour les partisans exclusifs de la transmission par contagion, comme pour ses adversaires décidés, l'une des séries de faits est inexplicable. C'est en vain que les premiers invoquent la nécessité absolue de prédispositions du reste assez indéterminées pour que la contagion produise ses effets. Il est constant que le sang de rate s'est montré chez des animaux qui présentent même la prédisposition inverse, c'est-à-dire chez des moutons qui, suivant l'expression de l'un de vos correspondants, « se sentaient d'être atteints de cachexie aqueuse, (v. p. 00 du Rapport, obs. II). » Il est constant aussi que les inoculations pratiquées par M. Davaine ont réussi chez des animaux tels que le cobaye et le lapin qui s'éloignaient plus du mouton que les différents animaux de cette dernière espèce ne s'éloignent l'un de l'autre ; lors donc qu'une inoculation directe ou une imprégnation des muqueuses est tentée avec le tissu splénique encore frais, comme l'a fait M. Verrier, et qu'elles échouent l'une et l'autre, de mouton à mouton, il faut bien admettre que l'animal mort du sang de rate qui avait fourni le sang et la rate employés dans l'expérience n'était pas encore charbonneux. Cela coïncide d'ailleurs avec ce fait constaté par nous, que la bactéridie, c'est-à-dire, l'agent fatal de toute transmission charbonneuse, peut manquer dans le sang d'animaux morts du sang de rate, ce qui n'aurait pas lieu si le dépôt, dans les tissus d'un animal sain, de quelques-unes de ces bactéridies était la cause unique, nécessaire et constante du développement du sang de rate chez cet animal. Nous admettrons donc, malgré l'importance extrême que nous attachons à la contagion, que, si elle est presque infaillible quand elle est mise en jeu dans une même espèce ou même un ordre entier, comme celui des ruminants, elle n'est pas toujours mise en jeu, ni par suite constante comme cause du sang de rate, et que, par suite, il faut accepter comme fondée, d'abord, l'opinion favorable à la possibilité d'une évolution spontanée de la maladie, évolution liée à l'altération produite par le seul régime ou l'hygiène; puis, l'opinion contraire à la virulence absolue, implacable du sang de rate considéré dès lors sous le seul aspect d'une fièvre charbonneuse.

Partisan déclaré de la contagion, nous croyons pourtant que dans un nombre immense de cas la maladie se crée de toutes pièces, comme d'autres affections virulentes, en tête desquelles nous mettrons la morve pour laquelle les faits sont bien établis. La fièvre charbonneuse, c'est-à-dire le développement d'un ferment charbonneux serait alors non plus fatale, mais contingente, deviendrait un accident, régulier, assez fréquent pour passer en règle, mais en somme un accident. Elle terminerait la scène chez les animaux surmenés par leur régime comme elle la termine chez ceux que la brutalité de leurs conducteurs surmène de fatigue, mais elle n'aurait pas toujours le temps d'entrer en action, la vie étant éteinte avant l'apparition d'un ferment par le fait seul des altérations préalables du sang.

C'est ainsi que s'expliqueraient pour nous les deux opinions divergentes que nous vous avons signalées; c'est ainsi, que se trouveraient justifiées les deux séries de faits soumises à votre appréciation; c'est ainsi que se soutiendrait dans une certaine mesure l'opinion de personnes bien autorisées, et nous vous citerons M. Leblanc, qui ne voient dans le sang de rate qu'une transformation subite d'un état régulier de pléthore, mais porté trop loin, au point d'engendrer la fièvre.

Quant aux adversaires absolus de toute contagion, ils fournissent d'excellentes raisons pour prouver que le sang de rate peut avoir une origine spontanée ; mais quand ils vont jusqu'à nier la transmissibilité possible par voie de contagion non pas fortuite, mais formelle, ils se montrent insuffisamment éclairés, ou prévenus : les expériences du docteur Davaine sont irréfutables.

Cet exposé nous a paru nécessaire pour donner le sens des faits ou des discussions consignés dans ce rapport, et pour qu'ils ne fussent pas pour vous, messieurs, l'objet d'une lecture banale et fatigante à laquelle les conclusions de la dernière page pourraient seules donner de l'intérêt. Nous rentrons dans l'interprétation des faits de contagion, nous leur ferons largement leur part, car il est impossible dans la pratique de déterminer sûrement à quel moment le sang devient charbonneux, dans les cas d'évolution spontanée du sang de rate où il ne l'est pas d'emblée comme dans les cas de transmission contagieuse.

Il est de la dernière importance pour l'hygiène, non seulement des troupeaux, mais des hommes, que la contagion, méconnue par les principaux intéressés, soit bien établie à leurs yeux ; car alors seulement, ils comprendront combien est dangereuse pour leurs intérêts comme pour leur santé, la pratique presque universelle du dépouillement des cadavres.

Nous ne croyons pas à la contagion à distance par virus volatil, mais nous croyons fermement à la contagion directe comme une des causes de propagation. Encore faut-il que les nouvelles victimes soient elles-mêmes en état de contracter le mal, car, nous le répétons, il faut pour que le germe lève qu'il trouve un terrain préparé ; l'on ne saurait citer une meilleure preuve que le chien.

Parfois réfractaire (docteur Davaine) à l'inoculation artificielle, faite par la lancette, réfractaire à l'inoculation spontanée, car il déchire et dévore sans danger les entrailles des moutons morts, réfractaire à l'imprégnation par la respiration, par l'inspiration de miasmes quelconques de la bergerie ou des fumiers, il peut, dans de rares exceptions, devenir lui-même malade (Quest. 25) ; voir aussi l'exception signalée plus haut, p. 20, dans l'épizootie de Fossano ; deux faits de cet ordre appartiennent à M. le Général de Pointe de Gevigny ; il peut surtout, et c'est encore un point important pour la doctrine de la contagion, inoculer, par la morsure, le sang à des moutons sains et les frapper de mort, lorsqu'il a, peu de temps avant, dévoré des débris de moutons morts du sang de rate. Nous tenons d'autant plus à ce fait, qu'il en a été cité un exemple dans le sein de votre Commission par M. Garnot, agriculteur très-distingué de Seine-et-Marne, partisan déclaré de la spontanéité de la maladie sous l'influence du régime, et qui a été assez heureux et habile pour chasser de chez lui le sang de rate. Personne n'accusera donc notre collègue de partialité en faveur de la contagion, et son témoignage n'en aura pour nous que plus de valeur.

D'autres assertions, malheureusement dénuées de preuves, se retrouvent dans quelques Questionnaires : n° 4, simple assertion; n° 25, « Dans une localité voisine, un cas de charbon sur une vache a été attribué à la morsure d'un chien qui avait mangé des débris d'animaux morts à la ferme, mais cela n'a pas été prouvé »; n° 39, « Si l'inoculation est faite par la dent d'un chien qui sortirait de manger d'un mouton mort du sang de rate, et qui mord un autre mouton, avant trois heures le mouton mordu sera mort. » (Duchamp, vétérinaire à Guignes). « Si, après que le mouton est mort, le chien en mange, il peut, par sa morsure, communiquer la maladie qui devient alors charbonneuse; ce n'est plus la rate qui est particulièrement atteinte, c'est tout le sang. » (Q. 48.)

Quant à l'immunité du chien lui-même, qui dévore si souvent les débris charbonneux, elle est affirmée à chaque pas dans les réponses à votre enquête, et donnée même souvent comme une preuve de la non-contagiosité du sang de rate (Quest. 1.), alors qu'elle ne prouve que la non-réceptivité du sujet, ou la diffusion incomplète des bactéridies.

Nous voyons donc déjà deux conditions, en quelque sorte essentielles du sang de rate, un principe d'altération, soit extrinsèque et contagieux, soit élaboré dans l'économie, et un milieu fermentescible. C'est à ce dernier seulement que s'attaquent les agriculteurs. Changer les qualités du sang dans leurs troupeaux par une nourriture plus aqueuse, par l'introduction des tourteaux ou des fanes de betteraves, par la suppression de l'insolation funeste, par la migration vers des sols humides, dans des vallées ou des terres basses, c'est à peu près à cela qu'ils s'en tiennent. Et encore! Combien d'entre eux, soucieux avant tout de tenir leurs bêtes en état et de conserver la qualité de leurs toisons, ou contrecarrés dans leurs ordres par leurs bergers, dont l'amour-propre consiste à avoir de belles bêtes, sans souci des pertes de l'éleveur, ou dont l'intérêt sordide est de les faire périr pour encaisser le produit des dépouilles, quand on commet la faute de les leur attribuer, se résignent ou sont contraints de payer leur dîme au fléau, sans rien faire pour l'éviter. Quant au ferment qui bien souvent pourtant est en cause, existe réellement, ignoré par la plupart des fermiers, ou méconnu, ou nié par ceux qui comprennent que la première conséquence de la faculté de transmission contagieuse est l'anéantissement des germes, par suite la destruction des cadavres et la perte des dépouilles ou des toisons, il est à peine poursuivi, rarement atteint. Ce ne sont pas quelques fumigations guytoniennes, quelques lessivages de bergeries, quelques blanchiments à la chaux qui détruisent le germe. Peut-être est-il aussi latent dans les fumiers; on va l'épandre sur la terre où les troupeaux le retrouveront, si des pluies abondantes ne l'ont pas très-profondément entraîné, si des cultures sarclées n'ont pas éloigné pendant une année entière les moutons, si la décomposition n'a pas réduit en terreau toutes les semences de la maladie avant l'épandage sur les terres.

Nous ferons, pour appuyer cette opinion qui est soutenable, un rapprochement singulier. C'est dans les pays à culture intensive et les riches domaines, c'est dans un très-court rayon autour de Paris, qu'on fait surtout usage des engrais liquides, des engrais putrides, soi-disant perfectionnés, c'est dans ces pays que sévit le sang de rate. Or, ces engrais subissent une décomposition, non pas normale, mais altérée, et l'odeur odieuse qu'ils répandent suffit à révéler la présence, non plus de l'ammoniaque, mais des acides butyrique et valérianique. D'un autre côté, M. Isidore Pierre, le savant doyen de la Faculté des sciences de Caen, signale précisément, dans ses *Études pratiques sur le sang de rate,* études qui méritent de sincères éloges, la présence de l'acide butyrique dans l'eau des mares corrompues, et, enfin, M. Pasteur, de l'Institut, dont tout le monde a pu apprécier les recherches sur les ferments, signale le rôle énorme que jouent les ferments dans la production de cet acide au sein des matières organiques. Qui ne comprend dès lors qu'un lien réel pourrait bien relier un grand nombre d'enzooties, en apparences dissemblables, et que les fièvres charbonneuses, nées dans les pays les plus humides, sur les bords de la Seille (Moselle), à la suite des défrichements de marais, celles qui infestent les marais argileux des Deux-Sèvres, où se paissent des herbes souvent vasées, celles que fait naître l'ingestion des eaux de mares, ou des *pouls* bretons, celles que contractent, dans les champs arrosés de purin ou d'engrais liquides, sur les plateaux argilo-calcaires de la Brie et de la Beauce, et dans l'Aisne, les troupeaux tenus au pacage, enfin, celles que transporte la contagion, pourraient bien, aux yeux de quelques personnes, n'avoir qu'une même cause réelle : l'imprégnation par un ferment identique, quels qu'en fussent l'origine et le mode d'introduction.

Nous avons rejeté la contagion à distance dite par virus volatil. Ce n'est pas que cette hypothèse d'un contage volatil soit absurde. Les épizooties de typhus contagieux ont offert à M. Bouley, le savant professeur d'Alfort, des exemples singulièrement probants de la malignité, de la puissance des miasmes léthifères, et l'on pourrait, pour une affection aussi certainement septique que le sang de rate, admettre *à priori* un contage volatil. Rien ne le démontre, voilà tout. D'abord, *le sang de rate n'est pas épizootique. C'est toujours une enzootie,* plus ou moins diffuse, plus ou moins envahissante, mais au fond localisée. Il s'isole et se localise d'une province à l'autre, d'un canton à l'autre. Parfois, dans une contrée désolée une exploitation semble le braver et offrir impunément à ses coups son cheptel toujours respecté. Parfois au contraire le fléau prend d'assaut une malheureuse ferme, s'y installe, s'y retranche, et paraît à son tour braver tous les efforts. En vain d'autres fermiers vont s'offrir à ses coups, leurs imprudences impunies ne compromettent pas leur fortune. Le mal tient bon où il est, paraît quelquefois s'engourdir, mais de redoutables réveils rappellent pendant des années entières, des lustres même, sa présence à l'éleveur dont il est le cauchemar.

Si le sang de rate n'a pas ordinairement l'extension, la généralisation, en un mot les allures d'une épizootie, il n'en a pas non plus la disparition brusque. Il s'éternise sur place. Bien plus, dans un troupeau, sa marche même est souvent hésitante. C'est rarement d'emblée qu'il frappe plusieurs victimes. A côté de rares exemples d'une extension rapide et redoutable dans une même exploitation, se trouvent des faits bien plus nombreux de marche progressive, lente ou interrompue par de fréquents arrêts. Un mouton succombe, puis deux, puis trois, puis dix, dans la même journée ; la maladie reste stationnaire, décroît, reprend de l'intensité, s'arrête complètement et disparaît progressivement après un changement dans les conditions hygiéniques naturelles ou artificielles, sans prendre jamais d'emblée la forme d'un désastre, sans envahir d'un coup l'écurie, la bergerie et l'étable ; elle passe lentement de l'une à l'autre, et dans l'étable et l'écurie, suit parfois les rangées méthodiquement, passant d'une bête à sa voisine, d'abord à droite, ou à gauche, puis de l'autre côté, puis à celle de derrière, en un mot, se localisant dans l'étable comme dans la ferme, comme dans le canton et la contrée même.

Ces connaissances nous étaient indispensables pour apprécier les faits cités de contagion à distance. En effet, elles permettent d'affirmer lorsqu'une région ou une ferme donnée, certainement indemne de sang de rate, présente, à la suite de l'introduction dans ses bergeries de sujets malades, des cas de maladie chez ses propres moutons, qu'ils habitent ou non sous le même toit, dans la même enceinte, que ce n'est pas à un germe épidémique, à une épizootie que la ferme doit son infection, mais à une contagion locale ; or les faits de ce genre sont nombreux.

Tous les agriculteurs connaissent des exemples de moutons morts pour avoir pâturé dans des champs où avait été traîné par les chiens, ou abandonné, ou même enfoui, le cadavre d'animaux morts du sang de rate (voir page 000 du Rapport). Le plus célèbre est celui rapporté par Garreau dans sa relation des expériences faites par la Commission d'Eure-et-Loir, au lieu dit le Champ-des-Caves. **M.** Garreau qui admet la contagion dite par virus volatil, qui insiste sur l'emploi fait, dans l'expérience qu'il cite, de claies qui auraient été contaminées par un troupeau deux ans auparavant, croit évidemment à la diffusion extérieure des germes. Nous ne saurions être de son avis. Nous noterons d'abord que, si les germes étaient extérieurs aux fourrages, ils pourraient être repris par le vent, transportés sur les prairies voisines, et créer en quelque sorte une contagion secondaire et non plus directe par ferment volatil ; or, l'observation de tous les éleveurs est contraire au transport à distance des germes de la maladie.

Bien des expériences provoquées par la Commission d'Eure-et-Loir, ou constituées spontanément chez les éleveurs par la pratique des migrations, ont mis en évidence la possibilité du transport de la maladie d'une localité dans une autre par les troupeaux contaminés. Faut-il croire pour cela à un contage volatil ? Non, sinon les invasions n'auraient jamais besoin pour se produire dans les fermes ou les localités voisines du transport des troupeaux, et de leur contact immédiat, la diffusion par l'air ou le vent suffirait.

La Commission d'Eure-et-Loir, ou plutôt M. Garreau, vétérinaire, l'un de ses membres, signale (p. 292 *Clinique vétérinaire de* 1862,) la mort par le sang de rate de 2 moutons appartenant à un troupeau du Perche, dans la ferme de Morissure, où se faisaient des expériences de contagion directe et indirecte, le troupeau dont faisaient partie ces deux moutons étant tenu soigneusement isolé dans ses parcours et ses pacages des lots mis en expérience ; il conclut au contage ou virus volatil.

L'épreuve n'est pas indiscutable : en effet, les moutons d'un lot malade situé dans le voisinage avaient précisément cessé d'offrir une grande mortalité, et par suite de constituer un foyer redoutable ; mais des cas isolés pouvaient fournir à des contagions indirectes opérées par divers insectes des éléments très-suffisants. Il serait bien étrange que la maladie n'eût pas produit ses effets dans le moment de sa plus grande intensité et qu'elle eût été plus infectieuse pour un troupeau séparé des lots malades que pour ceux qui vivaient sous le même toit et respiraient le même air. Quant à ces contagions dans les bergeries opérées par cohabitation actuelle et formelle, ou par cohabitation indirecte (la maladie sévissant sur un troupeau jusqu'alors indemne après l'entrée du troupeau dans une bergerie préalablement vidée des sujets infectés), nous en citerons des exemples ; nous démontrerons ainsi qu'il ne faut pas pratiquer à l'aveugle et sans précaution l'émigration, du reste si bienfaisante. Nous citerons aussi des expériences naturelles faites par les éleveurs, pour prouver l'inconstance des résultats obtenus par cette pratique, et l'on pourra voir plus d'un troupeau guéri en apparence retrouver, dans son ancien logement, son ancien ennemi.

« Un troupeau était affecté du sang de rate, on l'a émigré, la maladie a continué et s'est communiquée à d'autres moutons. » (Est-ce bien à un autre troupeau ? l'auteur du Questionnaire n° 20, M. Bancourt, vétérinaire au Câtelet, ne nous l'explique pas.)

« Oui, l'émigration a importé la maladie quand le sang de rate avait pris un caractère charbonneux.

(Quest. n° 33, Moreau à Condé.)

« L'émigration pratiquée vers Appilly (Oise) n'a pas réussi, elle a importé la maladie dans un autre troupeau et à l'étable.»

(Quest. n° 34, M. X..., à Vadencourt, Aisne.)

« L'émigration n'a pas réussi, elle a importé la maladie. »

(Quest. 50, M. Cotté, vétérinare à Château-Thiery.)

« Lorsque la maladie s'est déclarée chez M. Rabourdin, il envoya les animaux survivants au marché ; ils couchèrent en route chez son beau-frère et communiquèrent le mal au troupeau de ce dernier. »

(Quest. 52.)

Nous empruntons à l'ouvrage de M. Verrier, vétérinaire distingué de Provins, les observations suivantes :

Obs. I. Vers la fin du printemps de l'année 1851, M. F...., cultivateur à S...., perdait par le sang de rate, 3 chevaux, 5 vaches et 40 à 50 moutons. C'était dans une première année d'établissement, la circonstance en était d'autant plus grave. Il offrit à son père, aussi cultivateur à environ 12 kilomètres de là, et qui ne perdait pas de bestiaux depuis longtemps de faire échange des deux troupeaux, afin de faire émigrer le sien, et le changer d'air.

La mortalité cessa en effet, et, après quelques semaines de cet échange, l'ancien état de choses fut rétabli. Quelle ne fut pas la surprise de M. F... le père, lorsqu'il vit le sang de rate se déclarer dans son troupeau ; il perdit successivement 80 têtes à laine et 2 de ses chevaux.

Obs. II. M. B..., cultivateur à H.... exploite une ferme où, depuis trés-longtemps, le sang de rate fait des ravages annuels très-graves.

En 1855, devenu le gendre d'un propriétaire de Ch..., M. M..., il lui proposa de conduire son troupeau chez lui et de prendre le sien en échange, dans l'intention d'amoindrir, si cela était possible, les sévices de la maladie. M. M..., accepte d'autant mieux, que ses moutons se sentaient d'être atteints de cachexie aqueuse.

Après la première semaine de séjour des animaux de M. M..., à H.., ces animaux furent, malgré leur état hydrohémique, atteints de sang de rate et périrent en grand nombre avec le gonflement caractéristique de la rate.

Obs. III. M. M.., de M.., cultivateur d'une ferme très-calcaire, mais très-fertile, perdait en 1846 la plus grande partie de ses moutons du sang de rate ; il fit à son beau-frère, M. J..., la proposition de lui conduire son troupeau. Ce fermier accepte ; mais quels ne furent pas ses regrets ; le sang de rate envahit dès ce moment ses bergeries et ne les a plus quittées depuis cette époque.

Obs. IV. Le fait suivant pourra faire connaître que l'insalubrité des habitations peut se perpétuer pendant un temps assez long lorsqu'elles ne sont pas énergiquement purifiées.

Dans les premiers jours du mois d'octobre 1860, M. H..., cultivateur à P..., perdait ses moutons par le sang de rate. Il est bon de faire connaître que cette maladie régnait depuis plusieurs années dans cette ferme, et que voyant de nouveau la mortalité reparaître avec violence, M. H..., désespéré, résolut de ne point conserver son troupeau. Il le vendit avec l'intention de le remplacer par des vaches.

Vers le 15 décembre, M. H..., s'en alla lui-même en Normandie, où il acheta, dans le voisinage d'Argentan, six vaches et un taureau.

On sait que le sang de rate est complètement inconnu dans cette contrée.

Il ramena ces animaux chez lui ; à défaut de logements disposés pour les recevoir, on les plaça pour quelques jours dans les bergeries non encore débarrassées des fumiers. Onze jours après, une vache mourut, nous en avons fait l'autopsie et constaté qu'elle avait succombé au sang de rate. Dans les premiers jours de février, une seconde vache subit le même sort. Une troisième achetée le 25 janvier suivant succomba quatre jours après son entrée dans la bergerie. Une quatrième, provenant d'un acquisition faite en septembre 1860, périt également par cette affection le 18 avril 1861.

Obs. V. M. F.., cultivateur à Bannost, perdit, en 1851, presque tout son troupeau de bêtes à laine par le sang de rate, — environ 400 têtes. Il ne garda que fort peu des animaux qui lui restèrent, désirant laisser passer quelques mois pour échapper à la contagion. Il fit de plus nettoyer ses bergeries, blanchir à la chaux-vive, faire des fumigations de chlore, aérer nuit et jour pendant des semaines. Quand il crut le moment venu, il alla acheter lui-même, aux foires du Gatinais des solognots, des berrichons, races de moutons qui ne sont jamais dans leur pays assujetties au sang de rate. Quinze jours s'étaient à peine écoulés depuis l'entrée de ces animaux dans les logements désinfectés incomplètement, que le sang de rate apparaissait de nouveau et faisait, parmi ces derniers animaux, de fréquentes victimes.

Obs. VI. M. V. père, possède un petit troupeau de 40 à 50 bêtes à laine de tout âge. Ces animaux étaient conduits aux champs avec d'autres moutons d'un troupeau communal. Dans l'été de 1855, le sang de rate se déclara dans ce petit troupeau et en fit périr dix-neuf têtes ; il y eut cela de remarquable, que, toutes succombèrent dans les bergeries de M. V. et que pas une autre du troupeau commun ne fut atteinte.

Obs. VII. Un petit cultivateur de P..., L..., possédait ordinairement trois vaches et un cheval, tous habitants du même local, bien nouris, bien soignés.

En septembre 1862, il mourut dans l'étable, par le sang de rate, une vache normande, achetée le 2 février 1861, l'habitation ne fut point désinfectée.

Quinze jours après, le cheval mourut d'une maladie du sang qu'on appela le charbon, on ne fit pas davantage désinfecter la place où périt ce cheval.

En septembre 1863, une vache venant de Normandie subit le sort du cheval. Elle avait été achetée le 1ᵉʳ mai de la même année.

Enfin, le 23 mars 1864, toujours dans la même étable, est morte de la même affection que les précédentes, une vache, achetée en 1862, que l'on devait croire suffisamment acclimatée.

Les étables du voisinage, pendant tout ce temps n'ont point été visitées par cette maladie. On ne saurait méconnaître ici l'influence d'un foyer miasmatique.

Obs. VIII. Il existe au hameau de F.., plusieurs cultivateurs assez voisins les uns des autres, qui tous possèdent des troupeaux à laines. L'un d'eux, M. B..., fait valoir une exploitation dont les logements, vieux et mal construits, n'ont jamais été ni réparés ni assainis.

Depuis plusieurs années, cette ferme est visitée par le sang de rate. Beaucoup de chevaux ont succombé à cette affection en un temps court, pendant 1859 et 1860. Dans le courant de 1861, le troupeau de moutons fut attaqué par le même mal, après que deux chevaux eurent été victimes. On comptait un peu sur l'influence de la saison froide pour voir ces mortalités disparaître. Il n'en fut rien ; il périssait 8, 10 et 12 moutons par semaine. On modifia le régime. On ne donna que des pailles et des farineux pour nourriture ; on prodigua l'eau pure, on fit quelques médications préservatives, rien n'y fit. Il est vrai qu'on négligea complètement de purifier les bergeries ; les animaux morts pendant la nuit y séjournaient pendant plusieurs heures avec les non malades, on les enlevait enflés et en voie de putréfaction.

Ce qui fut dans cette circonstance une cause de grande surprise, c'est que les troupeaux des cultivateurs les plus voisins, éloignés seulement de quelques centaines de mètres de la ferme de M. B..., ne perdaient aucun de leurs animaux, quoiqu'ils fussent placés dans des conditions à peu près identiques, aussi bien sous le rapport du régime ordinaire, que sur la qualité des boissons et sur la nature de l'alimentation.

A la fin de décembre, et sur notre insistance, la meilleure partie du troupeau fut évacuée sur un autre corps de ferme non habité depuis longtemps, et dut y séjourner : à la satisfaction commune, le sang de rate cessa en quelques jours ses sévices. Il reparut, mais l'été suivant seulement.

Il paraît évident, dans ce cas, que l'insalubrité des anciennes bergeries a été le motif principal de la persistance de la mortalité.

Obs. IX. — Le 10 mai 1856, M. M.., cultivateur à L..., eut une de ses quinze vaches malades; après l'avoir examinée, elle fut reconnue atteinte du sang de rate, et dans un tel état, que la mort fut jugée inévitable et prochaine; elle mourut en effet dans la soirée. Le lendemain matin nous fûmes informés que la vache voisine de la morte, à sa gauche, refusait sa nouriture et semblait malade; elle succombe avant notre arrivée. En même temps celle placée à droite fut prise de frissons, de contractions de muscles de l'encolure, de diarrhée liquide et sanguinolente, d'affaissement général, elle mourut en quelques heures.

Pendant qu'on examinait cette dernière et qu'on lui prodiguait des soins, on s'aperçut qu'une génisse, placée justement derrière la première malade, et seulement à une petite distance, était triste et tremblante; on la reconnut atteinte comme les précédentes, et en effet elle ne tarda point à périr comme elles.

On s'empressa de faire disparaître les autres vaches de cette étable. La mortalité s'arrêta.

Obs. X. — M. H.., cultivateur à Léchelle, perdit en vingt-quatre heures, deux vaches placées à côté l'une de l'autre. Nous fîmes faire une désinfection immédiate avec du goudron coaltar. Il ne se produisit point de nouveaux cas.

Obs. XI. — M. M.., cultivateur important de la commune de Voulton, eut, en novembre 1859, son écurie envahie par le sang de rate. Sur les treize chevaux qu'elle contenait, dix furent atteints, quatre succombèrent. Il s'est passé ceci de remarquable au point de vue de la contagion, M. M..., remplaça en janvier ses animaux morts par trois nouveaux qu'il acheta, deux étaient encore poulains; trois chevaux provenaient de marchands étrangers à la localité.

A peine furent-ils introduits au milieu de cette écurie non purifiée, que les deux poulains contractèrent l'affection des premiers avec le cortège de symptômes qu'on avait remarqué précédemment.

Obs. XII. M. L..., cultivateur à B..., éprouva dans la nuit du 4 décembre 1864 une effrayante mortalité; cinq vaches périrent en quelques heures; l'autopsie nous fit reconnaître les caractères particuliers de la maladie, le sang de la rate. Dans le jour qui suivit, une sixième tomba malade et mourut le soir même. Le troisième jour, le taureau fut attaqué et périt : il resta deux jours malade ; deux autres vaches périrent encore les jours suivants. Total : neuf animaux.

Ce qui nous paraît intéressant de faire connaître, dans cette circonstance, le voici : six des animaux morts étaient placés à côté les uns des autres, un septième occupait une place dans un rang opposé, mais absolument en face des malades.

La maladie a commencé sur une génisse d'élève et a suivi sa marche en s'attaquant à cinq des animaux qui la suivaient par rang d'attache. Ces cinq vaches étaient depuis cinq à six semaines chez M. L... ; elles étaient âgées de 2 à 3 ans, et provenaient toutes de Normandie. Le taureau était aussi d'importation récente ; une seule vache était à la ferme depuis environ quinze mois.

« Nous possédons un très-grand nombre d'observations analogues, il serait, sans doute, intéressant de les faire connaître, mais nous ne voulons point poursuivre une relation qui nous exposerait certainement à des redites ». (VERRIER DE PROVINS, *Considérations pratiques sur le sang de rate.* Paris 1868.)

Comme on le voit, plusieurs des observations de M. Verrier, sont des plus caractéristiques au point de vue de l'importation du sang de rate par des troupeaux contaminés, ou de la contagion par cohabitation indirecte.

Elles se trouvent pages 43 à 48 de son Mémoire, elles sont bonnes à méditer.

Les exemples de contagion dite par virus volatil, donnés par M. Garreau, de la Commission d'Indre-et-Loire, sont cités in extenso dans la *Clinique vétérinaire* de 1862 ; pages 249, 290, 295, 375, 623, nous ne croyons pas utile de les reproduire.

Nous avons avancé plus haut que l'émigration à peine terminée, les animaux pouvaient retrouver dans leur ferme l'élément mortel qui s'y est fixé. Voici un fait confirmatif des quelques-uns de ceux cités plus haut :

« Je n'ai jamais fait émigrer mon troupeau qu'une fois, il y a 25 ans, à Marcilly (Oise). Ce moyen a été sans succès, quinze jours après le retour, la maladie s'est montrée aussi meurtrière.

(Q. 5. FAUCHEUX, maire de Saint-Péravy.)

Faut-il l'interpréter en ce sens que la culture et le régime se sont retrouvés avec leur influence pernicieuse les mêmes qu'avant l'émigration, cela se peut; mais il est à croire que dans bien des cas où l'émigration ne réussit que temporairement, les fermiers cherchent pourtant à modifier le régime et que s'ils ne réussissent pas à préserver leurs troupeaux, c'est qu'ils ne peuvent agir contre une cause occulte persistante qui, pour nous, est l'infection préexistante des localités.

Faut-il admettre que le sang de rate, contagieux de sa nature, et se transmettant avec tous ses caractères, d'un organisme vivant malade à un organisme sain, entre certaines espèces, et surtout entre ruminants, est en outre infectieux, c'est-à-dire capable de provoquer par des miasmes, chez des animaux d'une autre espèce, des maladies qui, sans perdre le caractère septique de leur origine, présenteraient toutefois une physionomie différente due au sujet lui-même ?

Ainsi, tandis que chez l'homme on observe certaines maladies qui, tout en restant identiques au fond, ont des manifestations différentes, par exemple, des angines diphthéritiques ou pultacées, sans éruption, des œdèmes avec albuminurie chez les enfants dans les épidémies de scarlatine ; des rougeoles sine morbillis, tout aussi bien caractérisées par leur origine et leurs complications que si elles présentaient l'éruption classique ; bien plus, tandis que, lorsqu'une maladie est à la fois contagieuse et infectieuse, le caractère de la maladie transmise semble changer, comme il se voit, dans les épidémies de fièvres puerpérales, dont l'érysipèle des nouveauxnés semble le produit nosocomial ; comme dans les épidémies d'érysipèle des adultes, dont la fièvre puerpérale semble le satellite régulier, serait-il possible de trouver entre le sang de rate et une maladie quelconque des liens étroits de parenté d'une nature analogue ?

Peut-il se faire que le sang de rate, qui se transmet avec tous ses caractères de fièvre charbonneuse généralisée chez le mouton et la vache, comme nous avons cherché à l'établir plus haut, change, en se greffant sur un sujet réfractaire à son évolution, de caractères apparents, et justifie ainsi l'erreur de ceux de vos correspondants qui font de la fièvre charbonneuse et du sang de rate des maladies distinctes ? Lorsque nous avons rapproché les faits d'éruptions charbonneuses et de pustule maligne, de leur origine tirée du sang de rate, nous avions en vue de vider cette question. Le sang de rate produit, chez des sujets de race différente, chez l'homme et le cheval, par exemple, des maladies transmises qui n'ont pas la même apparence que la maladie originaire, mais cette diversité n'est qu'apparente. De même qu'il y a entre l'érysipèle et la fièvre puerpérale, cités plus haut, un fond commun, la tendance purulente ; de même, il y a, sous le sang de rate, fièvre générale et foudroyante, et le charbon, ou la pustule maligne, un fond identique : le ferment, la bactéridie, qui toujours se retrouve, mais qui, généralisé, diffusé dans tout le sang chez le sujet infectant, reste, chez le sujet infecté, localisé dans la pustule. Cette vérité vient, du reste, de recevoir une nouvelle démonstration des recherches concordantes des docteurs Davaine et Raimbert, qui tous les deux ont retrouvé dans les vésicules qui entourent la pustule maligne, les corpuscules microscopiques du ferment.

Si les bactéridies manquent dans le sang extrait par la saignée, chez un animal de grande taille, le cheval, par exemple, on ne peut plus constater leur présence que sur le cadavre, puisqu'il faut alors les chercher dans la rate ou les glandes lymphatiques. On rentre alors dans l'examen des altérations consécutives à la mort, parmi lesquelles quelques vétérinaires de votre Commission, M. Leblanc entre autres, pensent qu'il faut, jusqu'à nouvel ordre, ranger le développement de bactéridies. Nous croyons, quant à nous, que les inoculations de M. Davaine ont mis à néant cette dernière opinion. Nous croyons que les bactéridies existent chez l'animal vivant, M. Davaine l'a prouvé par ses expériences, et nous, nous l'avons vérifié sur le sang pris chez deux animaux vivants. Seulement nous n'oserions pas affirmer la constance de leur diffusion.

Rappelons du reste à ce sujet, que, tandis que chez l'homme, MM. Coze et Feltz de Strasbourg, ont, par leurs recherches microscopiques, confirmé et bien étendu les assertions de M. Tigri, de Sienne, sur la présence d'infusoires dans le sang des malades affectés de maladies septiques, ces altérations ont échappé à bon nombre d'observateurs qui en sont encore à les trouver, et quelques-uns même à les nier. Il ne faut donc rien conclure des faits négatifs quand ils restent à l'état d'exceptions, et nous continuerons, jusqu'à démonstration contraire, à tenir pour vraie l'opinion de MM. Rayer et Davaine, sur la caractéristique à tirer de la présence des bactéridies dans les affections charbonneuses, dont le sang de rate complétement développé ne serait que l'expression la plus grave, la forme la plus redoutable.

La contagion est-elle le seul mode d'imprégnation du ferment charbonneux sur l'économie animale?

L'accord des agriculteurs praticiens, le mode de développement du mal dans un troupeau, permettent, contrairement à l'opinion de quelques vétérinaires, (entre autres M. Gillet parmi vos correspondants), de croire, que le sang de rate ne dérive pas toujours d'une contagion extérieure et, qu'il naît d'emblée de certaines conditons hygiéniques qui paraissent le créer en quelque sorte de toutes pièces. Aucune de ces conditions n'est suffisante et nécessaire, aucune ne peut donc être prise pour la cause du sang de rate, mais leur ensemble acquiert une puissance redoutable. Aucune n'est spécifique; ni la nature calcaire du sous-sol, ni celle des amendements, ni l'insuffisance des eaux pures, ni la nature des fourrages, ni l'excès de nourriture, ni l'avancement des prairies dans la floraison ou la graine, ni la pléthore des sujets, ni le parcage, ni la mauvaise tenue des étables ne sont des causes spécifiques, exclusives du mal. Toutes le favorisent incontestablement. Aucune ne suffit à le produire, elles peuvent toutes manquer dans une enzootie, et quand elles existent n'être pas infaillibles.

Mais il reste toujours un fait digne de réflexions sérieuses, c'est la perpétuité, la reproduction sur place, de la maladie quand une fois elle a pris pied dans une ferme; c'est aussi le succès habituel de l'émigration et l'échec fréquent du changement de régime.

Y a-t-il donc, en lieu fixe, une cause fixe, et partant saisissable par voie d'élimination, à cette terrible maladie? Quelle serait cette cause, toujours la même pour une exploitation donnée? Peut-on la retrouver sur les autres lieux de sinistre?

Comme véhicule direct de contages, nous signalerons en passant les fumiers; partout le fumier se retrouve et presque toujours innocent. Mais est-il toujours identique? N'est-il pas souvent spécial à la ferme qui l'a produit? Dans l'étable il sert de réceptacle aux déjections des bêtes malades. Dans la cour de ferme, il reçoit les viscères et le sang, parfois même les cadavres des victimes.

Nous croyons fermement que, même en dehors de toute contagion, c'est à un agent spécial et non à la richesse seule de la nourriture que sont dus les accidents.

Que font quelques millièmes d'azote des sommités fleuries ou grainées de trèfle, absorbées en plus dans les champs? Le sang de rate n'est-il pas beaucoup plus commun dans les troupeaux qui paissent sur pied des plantes encore imprégnées de séve et de quelque humidité, que sur ceux qui sont au régime des foins? Les plantes fanées et séchées, qui contiennent environ 30 °/. d'eau de moins, ne sont-elles pas beaucoup plus riches en principe alibiles que les plantes en vert, et, si elles ne perdaient pas par la dessication, non-seulement leur eau de végétation, mais, comme il se voit pour les sucs brûlants de l'ortie, aussi la plus grande partie des principes délétéres qu'ils peuvent, dans des circonstances données, emprunter au sol, ne seraient-elles pas, par leur richesse, toujours plus dangereuses que les prairies vertes, ce qui n'est pas?

Que font quelques épis ramassés dans des chaumes, parfois glanés? Est-ce parce qu'il mange la plante entière au râtelier et laisse les pieds au pâturage que le mouton évite ou contracte le sang de rate ? Depuis quand la nourriture produit-elle les effets catalytiques et foudroyants des ferments? Ce qui tue le mouton, ce n'est pas ce qu'il mange, c'est la manière dont il le mange, c'est le condiment qu'il y trouve, si bien qu'il périt aussi à l'étable quand il y retrouve le ferment, quelque soin qu'on ait pris de lui servir la plante entière pour rendre moins riche sa nourriture.

Et les épis de seigle, et le grain ?

Est-ce dans les écuries de chevaux d'omnibus, qui consomment 20 litres de grains par jour, et qui font, sous un soleil ardent, en été, un rude travail, qu'on voit les ravages du sang ? Que feraient les misérables épis ramassés comme une rare aubaine dans les chaumes ; que feraient les plantes innocentes qu'on incrimine aussi, dont le maléfice tombe après les pluies d'automne et les neiges de l'hiver? Et d'ailleurs que d'expériences contradictoires faites en grand dans des exploitations diverses (Quest. 7 et 32. — Expérience Brugnone, page 51 du rapport) ! Si le fléau s'attache à une ferme, c'est que le fermier le cultive, et, de fait, le sang de rate n'est pas une force sans matière, un génie épidémique, comme disaient nos devanciers, non, ce n'est pas une maladie incompréhensible, régie par un *quid divinum*, par une force d'enhaut inanalysable. Le sang de rate est une maladie régulière, qui peut être prise corps à corps, et souvent vaincue.

A tout ferment il faut un substratum organique pour se développer et se perpétuer, il lui faut encore ses conditions spéciales de propagation, sans lesquelles il peut périr; et c'est à lui enlever toutes ces conditions favorables, que doit travailler le fermier jaloux du bien-être de son troupeau et de l'intégrité de son propre bien. De ces conditions quelques-unes sont connues, d'autres restent encore à connaître : permettez-nous de les étudier avec vous. Parmi les plus conditions défavorables à l'éclosion du mal, citons d'abord l'humidité. C'est en vain que la Normandie offrira sur certains points la réunion de conditions réputées toutes dangereuses, telles qu'un sol crayeux ou calcaire, des prairies artificielles avancées, une nourriture abondante, des bergeries encombrées ; la végétation luxuriante de ses trèfles, la richesse de ses marnages ou de ses engrais, l'ardeur du soleil dans ses pâturages, du reste heureusement ombragés encore sur plus d'un point, n'entraîneront pas la décomposition du sang. Les animaux paissant dans ses prairies abreuvées et bien irriguées, dont les herbes molles et gorgées de sucs donnent au sang peu de plasticité, ne présentent pas sans doute au ferment, lorsqu'il les pénètre, des conditions de développement suffisantes, et le mal, long à évoluer, tend à s'éliminer sous forme de charbon. C'est encore le charbon que l'on trouve parfois dans les prairies naturelles de la Bourgogne, et en Sologne où il devient lui-même si rare, à cause de la constitution hydrhémique des troupeaux, qu'infeste la cachexie aqueuse.

C'est le charbon et non le sang de rate que décrit M. Plasse dans son histoire des enzooties des Deux-Sèvres ; en effet, le sang de rate est très-rare dans les pays humides, rare dans les prairies humectées, rare enfin, en dehors des conditions d'une concentration excessive des principes plastiques du sang.

C'est en été, dans les grandes chaleurs ou avant les grandes pluies d'automne ; c'est sur les sols sablonneux et trop perméables où l'eau ne séjourne jamais ; c'est aussi sur les sols sans profondeur, desséchés par des amendements trop avides d'humidité ou facilement essorés par le soleil jusqu'à leur cuvette crayeuse ou d'un calcaire imperméable ; c'est dans les années particulièrement sèches où l'eau manque jusque dans les sources, comme en 1857 et 1859 ; c'est dans les troupeaux échauffés par le soleil que le sang acquiert la concentration suffisante pour la vie du ferment et son évolution ; mais le ferment n'est créé ni par le soleil, ni par le sol, ni par les plantes, ni par le défaut d'eau ; sinon resterait-il des moutons en Champagne où de nombreux troupeaux vivent dans ces conditions, que n'a précisément pas envahis le sang de rate ? Non, il faut un levain.

Si quelques influences climatériques favorisent son développement, d'autres lui sont absolument contraires. C'est un fait dont ne tiennent pas assez de compte bien des éleveurs, et, tout en maudissant la maladie, ils ne prennent pas pour la combattre les mesures qui sont à leur portée. C'est ainsi que, tout en reconnaissant l'influence funeste de l'insolation, ils continuent à faire paître les troupeaux dans les grandes chaleurs pour s'épargner les frais de la récolte des verts et de leur transport, et qu'ils continuent à faire disparaître jusqu'au dernier les arbres qui donnaient à leurs malheureux animaux des abris pendant les chaleurs. Certaines années deviennent calamiteuses par la pullulation excessive de quelques genres d'insectes, les scolytes par exemple, ou les cossus, et surtout les chenilles ; l'œil effrayé contemple dans les forêts les légions de ces êtres nuisibles et leurs dégâts immenses, et l'homme se demande si la chasse imprévoyante qu'il a faite aux oiseaux chargés de purger les bois de cette engeance, ne l'a pas mis à la merci de dévorants envahisseurs dont la reproduction, en quelque sorte illimitée, le menace, pour l'année suivante, de désastres plus grands encore. Mais, vienne un pluvieux automne, un hiver neigeux ou un printemps humide, et les œufs de bombyces, noyés dans leurs bourses, pourris par la muscardine, envahis par la moisissure, sont détruits par milliards ; ils donnent, aux rares oiseaux qui restent pour les dévorer, une proie à peine plus abondante que de coutume, et l'homme aidé par les éléments reprend confiance et courage. Mais, quand l'homme prive ses élèves des conditions naturelles, s'il vient à faire naître chez lui quelque maladie désastreuse, il ne sait plus comment lutter.

Ici, les sériciculteurs, impatients de réaliser des bénéfices considérables, poussent à l'excès les éducations, prodiguent la nourriture, créent à leurs vers une atmosphère artificielle pour avoir plus de cocons et plus de graine, et s'efforcent de dominer la nature en enlevant leurs élèves aux conditions originaires d'air et de nourriture et par suite de vie et de santé ; aussi recueillent-ils de terribles désastres.

Là, le cultivateur, pour ménager la laine, produit principal du troupeau, soustrait ses moutons à l'action bienfaisante des pluies ; les intempéries fortifiantes rendraient le brin sec et cassant, la nourriture rafraîchissante donnerait des mèches plates et rendrait le brin inégal. Il met ses moutons en étuve, sous un brûlant soleil, pour favoriser les fonctions de la peau et le suint ; et, pour les pousser à la graisse et leur donner de l'embonpoint, il les soumet au régime le plus excitant qui existe. Il est vrai qu'il remplace les anciennes bergeries basses et humides par des couverts secs et sains. Pour avoir tout-à-fait raison, il devrait, en faisant disparaître une cause de la cachexie aqueuse, ordinairement préservatrice du sang de rate, remplacer dans une certaine limite son action par celle d'aliments rafraîchissants. Au contraire, il pousse aux toniques, donne à profusion à ses bêtes une nourriture échauffante et nerveuse telle que la lui fournissent ses cultures améliorées, et lorsque le sang de rate infestant son troupeau pénètre jusque dans l'écurie et l'étable par une contagion presque inévitable, il recule effrayé devant le mal, accuse ses cultures intensives, s'en prend à l'air, au sol, aux plantes, aux saisons, mais à lui-même, point. Reviendra-t-il aux conditions de nature ? Parfois, mais comme il lutte au hasard, il est rarement vainqueur. Qu'il s'attaque au régime, aux constructions, aux cultures, s'il ne procède pas avec méthode à détruire chez lui, non-seulement les prédispositions morbides, mais aussi le germe du mal, sa ferme reste maudite. Le ferment, non détruit, sommeille ; il attend son heure. De même que le bûcheron, lorsqu'il exploite une vieille forêt, à l'ombre de laquelle s'était étouffée toute végétation inférieure, voit avec stupeur, courir sur les troncs des arbres sacrifiés les frondes luxuriantes de plantes parasites, dont les germes gisaient ignorés du soleil et par suite inactifs, de même le cultivateur qui, trop pressé de faire tomber sur sa ferme les rayons dorés de la fortune, émonde sans scrupule les branches protectrices de l'hygiène, voit avec terreur germer et poindre tout-à-coup la semence oubliée d'une peste énergique, active et désastreuse.

C'est une étrange témérité, payée de bien des regrets, que celle de prétendre modifier sans méthode toutes les conditions d'existence imposées aux animaux par la nature. Le changement de cultures entraîne des modifications d'hygiène alimentaire qu'il faut connaître et surveiller, pour être à même de les modifier. Votre Commission, messieurs, a entendu avec une bien vive satisfaction les protestations formelles d'agriculteurs distingués, d'agronomes émérites, entre autres, MM. Garnot et Potel-Lecoulteux, contre l'accusation irréfléchie lancée contre les cultures intensives. C'est qu'en effet, ce n'est pas le progrès des cultures qu'il faut accuser, c'est le retard dans les progrès de l'hygiène. Ce n'est pas parce que les prairies artificielles richement amendées ou fumées payent avec usure les soins qu'on leur donne, que le sang de rate sévit sur le cheptel, c'est, parce que les fourrages, produits sans un choix suffisant, sont administrés de même, sans égard pour la nécessité de ne pas surexciter l'organism par une nourriture trop échauffante. Enfin, et surtout, c'est parce que le parcage et le pacage, absolument inoffensifs sur des terres maigres, deviennent funestes sur des terres riches en engrais. Ceux-ci, indispensables pour donner des produits rémunérateurs, ne peuvent être prodigués avec excès comme on le fait actuellement dans l'assolement quinquennal, où une même charge doit suffire à deux récoltes successives, sans qu'il reste dans le sol une masse considérable de produits organiques putrides, ou même de sels inorganiques, incomplètement élaborés lors de leur absorption par les végétaux. Que ceux-ci soient consommés sur pied ou soumis à la fermentation avant la destruction, l'oxidation régulière de ces principes, et l'on verra se développer activement l'altération consécutive du sang chez les animaux et le sang de rate, qui se localise si volontiers dans les fermes de grande culture, que l'on peut sans témérité rattacher sa présence aux procédés des cultivateurs. En un mot, c'est l'hygiène et non la culture qui pèche, et souvent ce n'est pas l'aliment qui tue, c'est l'homme qui le donne. C'est l'homme qui prépare le terrain au mal.

Le sang de rate provient-il des aliments en eux-mêmes, considérés selon leur nature ? Non. M. Isidore Pierre a fait déjà remarquer que les trèfles sont innocents en Normandie quoique incriminés dans la Beauce; nous ajouterons à son témoignage celui de vos nombreux correspondants, et l'étendrons à tous les aliments.

Ici, le trèfle n'a pas paru dans l'exploitation et pourtant les moutons succombent; là, le sainfoin, la minette, la luzerne, les grains, les pulpes de distillerie, les foins en grains ou en fleurs, les gazons et les graminées. Le sang de rate a paru ou s'est laissé ignorer avec toutes les espèces possibles de fourrages, secs, verts ou fermentés ; ce n'est donc pas la nature des aliments que l'on peut non plus accuser.

Sont-ils pourtant absolument inertes? non. Ils constituent bien certainement une cause prédisposante qui n'est pas à dédaigner, car c'est celle sur laquelle le cultivateur a l'action la plus directe. Qu'il proscrive, en effet, la dépaissance de ces fourrages avancés, à moitié flétris par le soleil, qui, ne portant pas en eux leur dose d'humidité suffisante, vont fermenter dans le rumen au lieu de se digérer normalement. Qu'il entretienne en tout temps des cultures de vert, ou de racines, de façon, à ne pas exciter, outre mesure, la gloutonnerie de ses moutons échauffés par le régime d'hiver, lorsqu'il leur livrera ses prairies, et à ne pas provoquer chez eux un excès trop rapide de sang. Qu'il se garde, sous prétexte de les rafraîchir, de leur donner abondamment une nourriture souvent *trop* fermentée comme les mélanges de pailles et de pulpes, ou des grains altérés par une fermentation prolongée.

L'effet nuisible des prairies avancées, quoique mal apprécié, est généralement connu, mais beaucoup moins celui des pulpes ou des grains fermentés, nous en citerons deux exemples :

Le premier concerne les pulpes :

M. Piot fils, cultivateur à Etavigny, arrondissement de

Senlis, a répondu à votre Questionnaire. M. Cagny, secrétaire de la Société d'agriculture de Senlis, et rapporteur d'une commission du sang de rate, nommé par cette Société a fait insérer dans son bulletin (octobre 1865, pages 5 à 9), les réponses de M. Piot. Nous en extrayons le passage suivant :

« Au mois de décembre, les moutons furent réintégrés dans leurs bergeries : les brebis dans l'une, les agneaux gris dans une autre, les antenais dans une troisième, et les moutons dans une petite ferme isolée de ma ferme principale.

Les brebis avaient chaque jour des betteraves fraîches saupoudrées de son, du mélange fermenté en petite quantité, quelques bottes de bon regain de luzerne et de la paille.

Les agneaux gris avaient de la luzerne de première coupe, un demi-litre d'avoine et de la paille.

Les antenais avaient quelques bottes de luzerne de première coupe, de la paille et du mélange fermenté.

Les moutons de la petite ferme mangeaient du foin de médiocre qualité récolté dans la vallée de l'Ourcq et de la paille à discrétion.

Mes bêtes, revenues de la plaine en bonne santé, se plaisaient à ce régime et se maintenaient en bon état, quand, tout à coup, du 5 au 12 janvier 1865 la maladie du sang de rate se déclare en même temps dans mon étable (de 35 vaches) et sur mon lot de 400 moutons, et m'enlève 8 vaches et 80 moutons en une semaine. Seuls les agneaux gris et les moutons d'âge qui n'avaient pas de nourritures fermentées ont été épargnés, tandis que les autres mouraient en grand nombre.

J'en donnerai une preuve plus palpable encore. Une de mes bergeries était séparée en deux, seulement par un râtelier double, et renfermait, d'un côté mes agneaux gris, de l'autre une vingtaine d'antenais et de moutons mal portants, mis à part pour être soignés de plus près. Le régime de ces vingt derniers était le même que celui des antenais, c'est-à-dire de la betterave fermentée, de la luzerne et de la paille ; de ces vingt moutons la maladie n'en a laissé que douze, tandis que des agneaux gris qui étaient de l'autre côté du râtelier, pas un n'a bougé.

« Maintenant, s'il se présente tant de charges écrasantes contre la nourriture fermentée, pourquoi ces inconvénients ne se sont-ils pas signalés les années précédentes ? Car il y a 10 ans que j'emploie ces nourritures. Et pourtant mes voisins ont pratiqué le même régime sans éprouver les mêmes pertes que moi. Quant au régime d'été de mes moutons, il a toujours été à peu près le même ; la navette, les minettes, le trèfle

rouge, le sainfoin, la vesce en vert, etc., se sont toujours suc-
cédé chaque année, sans que j'aie pu remarquer qu'aucune
des plantes ait prédisposé plus qu'aucune autre mes moutons
à la maladie ».

M. Piot ajoute : « Je ne saurais l'attribuer qu'à la grande
chaleur de l'été précédent ».

Mais il nous apprend que l'eau se rencontrait en assez
grande abondance pour abreuver les bestiaux, soit à l'eau de
puits, soit à l'*eau stagnante*, dans cet été si chaud ; il nous
apprend encore une chose, c'est qu'une première enzootie
s'était déclarée du 20 au 25 novembre 1864, et nous nous
permettrons, au lieu d'attribuer banalement à la chaleur de
l'été les désastres de l'automne et de l'hiver, de croire que
quatre vaches, mortes les premières, et déjà mises au régime
fermenté, avaient dû puiser dans l'eau des mares, ou leur régime, le germe dont elles sont mortes et ouvrir la porte à la
contagion. Quant à nous, nous croyons, comme l'auteur du
Questionnaire, que la nourriture fermentée a joué ici un très-
grand rôle, mais que cette fermentation n'a fait que développer une altération préalable des racines, altération que ne dé-
cèlent pas les apparences, mais que révèlent souvent les mé-
comptes du rendement dans la saccharification.

Nous extrayons de l'ouvrage de Guersant (page 50), le second exemple ; il est relatif aux grains fermentés :

« Quant aux causes de cette affection contagieuse, on l'at-
tribua d'abord à la mauvaise nourriture, parce qu'on donnait
aux chevaux, au lieu d'avoine pure, un mélange d'avoine avec
beaucoup d'autres petites graines de graminées, telles que
celles du *bromus secalinus*, du *cynosurus echinatus*, du *lo-
lium temulentum*, mélangées en outre de graines de coquelicot, d'*allium roseum*, de *sisymbrium sylvestre*, et surtout
de *campanula speculum*, de *vicia sativa*, et d'*ervum tetra-
spermum*.

Pour s'assurer si, en effet, quelques-unes de ces graines
avaient pu être nuisibles, M. Brugnone donna à quatre chevaux venus de Saluces, la même quantité de criblures que celle
que l'on distribuait aux chevaux de cavalerie de Fossano avant
l'invasion de la maladie, et il ajouta même, à l'un deux,
quatre onces par jour de ces mêmes criblures bien concassées
et réduites en poudre après en avoir ôté l'avoine, le seigle et
le froment. Ces animaux furent ainsi nourris 15 jours sans
qu'on pût apercevoir aucun dérangement dans leur santé.

Les chevaux, quoique non malades, furent abattus par
ordre supérieur.

M. Brugnone, bien que cette expérience fût incomplète, pense qu'il n'est pas vraisemblable qne toutes ces graines aient été réellement nuisibles ; il serait disposé à croire que le seigle seul aurait pu causer quelque mal, parce que l'entrepreneur, par intérêt, le faisait gonfler dans l'eau afin qu'il occupât plus de volume avant de le donner aux chevaux ».

En dehors de toute fermentation ou préparation, les grains, à cause de leur richesse en éléments assimilables, ont été accusés de pouvoir produire à eux seuls le sang de rate. Nous avons opposé à cette croyance très-répandue, l'exemple des chevaux des omnibus de Paris.

Nous venons, à l'instant, de citer une expérience relative aux graines qui peuvent se trouver accessoirement dans les rations, et qui, elles aussi, ont été incriminées. Qu'on nous permette d'en finir avec ce sujet par l'exposition d'un régime suivi impunément par les moutons d'un pays où ne manquent, du reste, ni le soleil, ni le crayon, ni aucune des conditions réputées, du reste, si favorables à l'explosion du sang de rate, la Champagne pouilleuse, et que respecte le fléau.

« Depuis 30 ans, l'élevage des bêtes à laine est l'objet constant de mes soins, et, sauf quelques affections aphtheuses sans gravité, je n'ai jamais éprouvé de maladie épizootique sérieuse.

La ferme de Bonnevoisin, que j'exploite, dépend de la commune de Champfleury, près Plancy (Aube). Le sol végétal peu profond, et complétement calcaire, (étage moyen du terrain crétacé,) repose sur la craie pure.

Le sol, en ce pays, est morcelé et soumis à la vaine pâture. L'assolement triennal (jachère, seigle, avoine) est dominant ; seulement, de temps à autre, il est entrecoupé par la culture du sainfoin semé dans le seigle.

La moitié au moins des terres *ne reçoit jamais d'engrais*, et sur cette partie du territoire la culture pastorale est seule possible et seule pratiquée ; l'herbe, peu abondante, est d'une excellente qualité.

Les espèces qui dominent sont : les fétuques, des brômes, le thym sauvage, l'anthyllis, dans les parties sèches ; dans les fonds il s'y joint la *minette sauvage*, (souvent incriminée,) le trèfle blanc, le pastel, le *mille-feuilles*, le millepertuis, le plantain, des jacées, la pimprenelle, etc.

La terre est une terre à seigle par excellence ; ce grain est d'une qualité supérieure.

« *Alimentation.* — Sauf les moments de gelée, de dégel et de neige, le troupeau va en pâture dans les champs, chaque fois que le temps le permet ; je ne compte les ressources des pâturages que pour un tiers de l'alimentation, les deux autres tiers sont donnés à la bergerie. Ils se composent : 1° quand les bêtes vont aux champs, de paille de seigle et d'avoine. Ces pailles, *légèrement battues*, sont très-bonnes et *contiennent encore du grain*.

2° Quand les bêtes ne vont pas aux champs, aux rations de paille ci-dessus, je joins une ration de grain concassé (seigle), mélangé avec des balles de grains et de la paille hachée, dans la proportion d'un tiers de grain en volume, et de deux kilogrammes en poids, comme équivalents de cinq kilogrammes de foin ordinaire.

Pendant sa préparation le mélange est humecté d'eau très-légèrement salée, et dans la proportion d'un litre d'eau pour dix litres de paille hâchée. *Je tiens essentiellement à ce que le mélange ne soit pas échauffé* avant d'être distribué en ration. Je ne donne pas de racines faute de bras pour la culture.

Le *pâturage des chaumes, aussitôt l'enlèvement,de la récolte, se pratique ici sans inconvénient.* Les récoltes se font à la faux, très-ras du sol, et malgré le passage aussitôt après d'un grand râteau, les bêtes à laine trouvent abondamment à glaner. J'ai dit sans inconvénient, cependant il est rare qu'une partie des bêtes et des chiens de berger eux-mêmes, ne soient pas atteints dans les chaumes de seigle, quand il n'a pas plu avant leur passage, d'une irritation des fosses nasales et de la gorge, que nous appelons le *feu de bled*, et qui fatigue quelquefois les bêtes par sa persistance, mais sans présenter la moindre chance de mortalité.

Avec ce régime j'ai constamment des bêtes bien portantes et en bon état ». (Quest., n° 32. — M. Verrollot, propriétaire à Champfleury.)

Est-ce encore au pâturage des chaumes qu'on attribuera le sang de rate et à la richesse des aliments ?

Evidemment non. — Nous ne laisserons cependant pas passer inaperçue la mention faite par M. Verrollot de cette maladie qui fatigue les moutons mis à même dans les chaumes de son pays. Le feu de bled est évidemment analogue à la maladie que les Anglais ont décrite chez l'homme sous le nom de *hay-fever*, fièvre des foins.

Qui n'a vu dans les chaudes journées d'été, et précisément à la surface des champs que n'ombrage plus leur récolte, le rayonnement excessivement actif du sol, qui produit des tourbillons d'ondes transparentes que l'on peut suivre à près d'un mètre de hauteur? Cet air brûlant, surchauffé, dessèche violemment les muqueuses qui sont sur son passage lorsqu'il pénètre par les narines et la gorge, dans l'acte de la respiration, et s'il est chargé de poussière comme en soulève nécessairement le passage d'un troupeau, son action devient irritante et suffit à produire le *feu de bled*. On voit alors fréquemment un catarrhe nasal abondant, une sorte de jetage que nous avons pu nous-même constater chez un très-grand nombre de moutons appartenant à des lots différents, à la suite de la sécheresse prolongée de cette année, lors d'une foire d'automne où se trouvaient douze mille de ces animaux.

Mais, est-ce là tout ce qui peut se produire? Cet air que nous supposons sain, ces vapeurs que nous supposons pures, le sont-ils? Et s'ils contenaient des effluves miasmatiques, cette source si puissante de septicité, serions-nous aussi étonnés que le feu de bled se transformât singulièrement?

C'est ce que nous étudierons plus tard. Finissons-en d'abord avec les plantes incriminées.

Nous venons de voir le trèfle disculpé chez M. Piot, par une expérience comparative, innocent chez M. Verrollot dans les terrains secs de la Champagne; il est tout aussi inoffensif sur les plateaux crayeux qui dominent les Andelys, fait observé par un de nos bons confrères, M. le docteur Rousselin. Le trèfle rouge lui-même est inoffensif chez les Anglais. Nous avons donné plus haut l'opinion de M. Isidore Pierre, sur l'inocuité du trèfle en Normandie. Nous y joindrons celle d'un homme distingué, M. Plasse, de Niort, qui va plus loin en regardant comme un progrès l'introduction du trèfle dans la culture des localités infestées par des enzooties charbonneuses, qu'il a été à même d'observer. Enfin nous terminerons par l'extrait d'une lettre de M. Verrier, qui accompagnait le douzième envoi de sang ou d'organes d'animaux morts du sang de rate, fait à notre adresse par votre actif et dévoué collègue.

« Le troupeau d'où viennent les animaux qui ont fourni ces matières d'examen appartient à un cultivateur de la commune de Mortery. Il est décimé par le sang de rate depuis un an environ sans discontinuité. Il se composait au début d'environ 450 individus, il en est mort plus d'un cent depuis cette époque.

« Il se compose de mères portières, d'agneaux d'un an et d'agneaux blancs, ces derniers au nombre de 150 environ. Le mal a attaqué *indifféremment les vieux et les jeunes, les maigres et les pléthoriques, aussi bien en hiver que dans les autres saisons*. L'épizootie semble redoubler depuis les grandes chaleurs, il meurt quatre ou cinq sujets par jour ou par nuit.

« L'hygiène générale n'est pas mauvaise, les animaux sont abreuvés à l'eau très-pure et à discrétion ; pendant les heures de chaleur il est ménagé un abri sous de grands noyers très-ombreux. Ils couchent en plein air depuis la tonte. Leur nourriture est autant que possible variée ; *ils n'ont pas encore mangé de trèfle, et n'en ont pas du tout mangé depuis octobre dernier.*

« Malgré les recommandations qui ont pu être faites, *on laisse beaucoup trop traîner les débris cadavériques* qui ne sont enlevés que quelques jours après la mort. Tous les chiens de la ferme s'en repaissent.

« J'ajouterai que le berger qui enlève la peau de ces animaux ne prend aucune précaution un peu précise pour se garer des accidents, et qu'il ne lui est encore rien arrivé.

« La plupart des cadavres ont la rate beaucoup plus grosse, plus congestionnée et plus ramollie que celle que je vous ai adressée.

«... Je noterai ici, que pendant l'agnelage, c'est-à-dire pendant le courant de novembre et décembre, six ou huit jeunes petits ont péri avec tous les signes du sang de rate, âgés seulement de huit à dix jours. »

En se reportant à ce que nous avons dit plus haut, on comprendra pourquoi nous citons l'observation presque entière, au lieu de nous borner à reproduire le passage seul qui concernait le trèfle, la contagion ayant été, chez les agneaux au moins, la seule cause possible de la maladie. Quelle qu'ait été cette cause chez les adultes, la rate qui nous a été envoyée, était infestée de bactéridies.

La luzerne, le sainfoin, la minette même sauvage (medicago lupulina), et les autres légumineuses, se peuvent mettre de côté par les mêmes motifs.

Passons aux plantes sauvages.

Les têtes du *coquelicot* ont été signalées comme nocives, et voici que M. Gauthier de Provins reproche aux agriculteurs de son pays d'avoir trop négligé la culture des plantes oléagineuses parmi lesquelles se range le pavot et nécessairement le coquelicot son parent. — Rappelez-vous du reste les expériences faites à Fossano par M. Brugnone. C'est à ces mêmes expériences, c'est à l'expérience contradictoire faite en grand dans tous les pays d'élève que nous nous en tiendrons pour mettre hors de cause la *vesce* aussi accusée.

Que dirons-nous du *mille-feuilles*, fortement mis en cause

dans votre commission. Et d'abord l'a-t-on vu brouter largement par des moutons qui aient ensuite succombé? Ou bien, n'est-il en somme qu'une sorte de jalon planté sur la route de la mort, n'est-il que le témoin d'un danger latent, révèle-t-il par sa présence les propriétés malfaisantes ou la nature dangereuse du champ qui l'a fait naître, lui, le *mille-pertuis* et tant d'autres contre lesquels existent des griefs?

Si nous étions forcé de choisir, nous n'hésiterions pas en faveur de la seconde opinion. Quant au mille-feuilles en lui-même, sa diffusion est presque universelle en France. Il se voit, d'après de Lamarck et de Linné, le long des chemins de toute la France et dans presque toute l'Europe, dans des prairies naturelles où le sang de rate ne se contracte jamais; il est rare, au contraire, dans les champs de la Beauce où la culture le détruit.

Quant à l'état de florain ou de graine des prairies, qui rappellerait, à entendre les accusations dont il est l'objet, les méfaits dont est incontestablement coupable la génération, lorsque cette fonction est en activité chez certains animaux dont l'homme fait parfois sa nourriture, tels que les crustacés et surtout quelques poissons exotiques, qui sont alors absolument vénéneux, nous n'en tiendrons qu'un compte relatif. Que la fleur soit très-excitante et que les sommités qui la portent soient fort échauffantes, c'est incontestable, mais il ne peut y avoir là qu'une cause prédisposante de fièvre, et non la cause essentielle d'une altération profonde du sang, de la formation d'un ferment, de la création d'une affection charbonneuse! D'ailleurs de pareilles prairies se consomment en mille lieux, même arides, impunément; et d'autre part, le sang de rate éclate souvent à l'étable où la plante se donne entière au lieu de n'être broutée que dans ses sommités fleuries comme aux champs. Et pourtant un ferment se forme, puisqu'on le trouve dans le sang, et cela en dehors des cas de contagion appréciable ou évidente.

Mais, où prend-il décidément naissance? Nous touchons au point le plus délicat de notre travail, à l'interprétation des causes du sang de rate d'origine spontanée.

En effet, de la cause essentielle de la septicité se déduit nécessairement la marche à suivre pour y porter remède.

Où se crée le ferment? Est-ce dans le tissu de la plante même? est-ce à sa surface? est-ce dans le rumen où elle se digère? est-ce dans le sol, qui la porte? est-ce enfin dans le sang même des victimes?

Existe-t-il un ferment ou des spores cryptogamiques

à la surface des champs que paissent les moutons malades? Rien ne le prouve. Seul **M.** Plasse, qui a fait des enzooties son étude favorite, attribue l'âcreté des fourrages et leur mauvaise qualité, dans les localités marécageuses des Deux-Sèvres, où il observe des enzooties charbonneuses — dont une variété, celle qu'il nomme virulente interne, n'est autre que le sang de rate — à la présence de cryptogames. Mais, si l'existence de cette cause est à la rigueur admissible dans les environs de Niort, elle n'est rien moins que démontrée, elle n'est même pas signalée sur les plateaux élevés de la Brie et de la Beauce. D'ailleurs des poussières cryptogamiques seraient reprises par le vent, semées sur toute une contrée, comme il se voit pour l'oïdium des vignes, et rien ne pourrait expliquer l'immunité de champs ou de prés, voisins d'autres champs infestés et situés dans les mêmes conditions apparentes de sol et d'exposition.

Est-ce dans le rumen que se produit l'altération spéciale qui cause la maladie?

Non. Plusieurs observateurs signalent bien l'odeur infecte du contenu de l'estomac chez des animaux morts du sang de rate ; beaucoup d'entre eux indiquent bien l'inflammation du tube digestif et admettent que le sang de rate pourrait n'être qu'une transformation d'une maladie originairement inflammatoire, d'une entérite suraiguë ; on constate bien à l'autopsie le ramollissement fréquent de la muqueuse gastrique ou intestinale, et l'engorgement notable des ganglions mésentériques, mais en somme, qu'est-ce qui transformerait cette affection locale en une maladie infectieuse ? qu'est-ce qui produirait le ferment charbonneux ? Pourquoi la digestion ne serait-elle altérée que chez les sujets de telle ou telle ferme éprouvée dans une localité saine ? Quant à nous, nous n'avons pas trouvé les corpuscules bactéridiques sur la muqueuse duodénale d'une brebis morte du sang de rate. Nous admettons toutefois qu'il est deux cas dans lesquels un ferment pourrait s'introduire en nature dans l'estomac, c'est celui de l'ingestion d'aliments trop fermentés, comme dans l'expérience si précise de **M.** Piot fils, ou d'eaux putrides et fermentées, comme dans le **cas** observé par Delafond chez **M.** Wable, lorsqu'en 1846 il eut à faire une expertise dans le village de Rosel. — Mais, passerait-il alors dans le sang, directement? Rien ne le prouve, tout au plus serait-il un élément provocateur de dissolution, de décomposition des liquides émergents de l'estomac, et la cause de formation dans le sang d'altérations secondaires. Mais les aliments fermentés peuvent n'être, dans la presque universalité des cas, considérés que comme une simple cause d'échauffement, quand la fermentation est trop avancée.

Il est vrai que l'échauffement est lui-même considéré comme une condition suffisante du sang de rate par des agriculteurs éminents de votre commission, notamment par MM. Garnot et Teyssier des Farges.

Est-ce du sol, considéré dans sa nature, que provient le mal?

Pas davantage. Nous avons déjà montré les épizooties naissant sur toutes terres; M. Plasse, vétérinaire, homme de conviction et de savoir, a fait de vains efforts pour rattacher toujours la présence du sang de rate à celle de l'argile dans le sol; il innocente les terrains calcaires sur lesquels l'opinion commune fait précisément naître la maladie en plus grande fréquence. La marne, la chaux, le plâtre, en amendement, ne servent qu'à corser les plantes et à favoriser leur dessiccation dans les grandes chaleurs, c'est un effet important, mais indirect, qu'ils ont sur le sang de rate, et que suffit à compenser l'humidité du climat ou du sol, comme il se voit en Normandie et en Angleterre, où le sang de rate est presque inconnu. Le sable et les grèves profondes désolées par l'aridité, sont aussi peu préservateurs que les tufs, les craies et les terres argileuses, quoique moins dangereux, puisqu'ils rendent plus rare la végétation. Le granit seul semble moins que tout autre terrain, sujet à laisser naître le mal.

Ce n'est donc pas des éléments minéralogiques du sol que les aliments tirent leurs propriétés septiques. Si toutefois nous devions, sur ce point, adopter une opinion, c'est à celle de M. Plasse plutôt qu'à toute autre que nous nous rallierions, l'argile se retrouvant, en effet, dans les terres grasses de la Brie, qu'il a fallu drainer, dans le sol argilo-ferrugineux et argilo-sablonneux de la Beauce, au-dessus du sous-sol calcaire, et surtout dans tous ces pays à marécages où les plantes vasées semblent créer les enzooties charbonneuses. Mais, nous le répétons, le sol en lui-même ne crée jamais la maladie.

M. le professeur Magne, dans ses recherches sur les localisations géographiques des épidémies suivant la nature du sol, a bien montré la valeur de l'élément géologique, le danger des terrains d'alluvion, et l'immunité relative des terrains primitifs; des faits observés par M. Leblanc, dans le département des Deux-Sèvres, prouvent bien que le sang de rate implanté sur la rive droite du Thoué, où les champs ont un sous-sol calcaire, se guérit et ne s'implante jamais sur la rive gauche formée de terrains granitiques; des observations de toute nature portant sur le bouquet, le parfum, l'âpreté, en-

fin sur des qualités appréciables par l'homme, de produits du
règne végétal, montrent bien l'extrême différence qu'il y a
entre ces produits suivant la nature propre du sol qui leur a
donné naissance ; des maladies mêmes, telles que la fourbure
chez les chevaux qui consomment l'orge en France, alors
qu'elle est inoffensive en Algérie, l'hematurie chez les
mêmes animaux lorsqu'ils consomment les luzernes récoltées
dans quelques provinces du Midi, alors qu'elle n'existe pas
ailleurs, donnent bien la mesure de l'influence fâcheuse des
éléments minéralogiques du sol ; aussi ne saurions-nous nous
refuser à en tenir compte dans l'étiologie du sang de rate ;
mais, dans quelles limites, pouvons-nous le faire, c'est une
question à résoudre. Eh bien, à ne considérer que ce premier
fait que, sur des terrains identiques, des fermes voisines
montrent des résultats absolument opposés dans la réussite
de leur exploitation au point de vue de l'élève, à considérer
d'autre part la diffusion singulièrement variée du sang de
rate, puisqu'on le retrouve sur des terrains à sous-sol très-
différent, sur des terrains primitifs dans le Finistère, (d'après
M. Tanguy), sur des terrains secondaires, dans le Roussillon ;
à la bergerie impériale de Champ-Bois (Haute-Saône), sur un
terrain de transport ; sur les terrains volcaniques dans le Cantal, sur des terrains tertiaires à des étages différents en Brie
et dans la Beauce, sur les terrains d'alluvion quaternaire
avec les sous-sols les plus variés, dans la Moselle, l'Yonne,
l'Aisne, l'Oise et les Deux-Sèvres ; sur des grèves (Brienon-
l'Archevêque, ferme de Noël), sur des sables, aux environs
d'Etampes, sur des plateaux très-calcaires, (à Mortery Seine-
et-Marne), sur des terres argileuses draînées ou non, mais
surtout draînées, (Donnemarie, Mormant et autres localités
de Seine-et-Marne), sur des terres argilo-ferrugineuses, plus
ou moins compactes, plus ou moins sablonneuses, (Rambouillet, Chartres et Châteaudun), à contempler en un mot la maladie dans ses rayonnements divers, et non plus seulement
dans son foyer principal qui est incontestablement le pays
d'élève compris dans la bordure méridionale du bassin de
Paris, n'arrive-t-on pas à cette conviction nécessaire, que ce
n'est pas dans la nature minéralogique du sol qu'il faut chercher la véritable inconnue du sang de rate, et que, le sous-sol
calcaire notamment, qui est si vivement incriminé en Brie,
sur les points les plus infestés, étant identique sur certains
points de la Champagne et de la Normandie où la maladie est
ignorée, il doit, pour être funeste, présenter quelque chose
de particulier. C'est ce quelque chose qui doit aussi se trou-

ver sur les terrains de nature différente où sévit le sang, c'est ce quelque chose que nous n'avons encore trouvé, ni dans les plantes saines, ni dans le sol, considérés suivant leur nature, que nous avons entrevu dans les plantes altérées, et que nous allons continuer à poursuivre par voie d'élimination.

Le sol peut-il faire naître le sang de rate, non plus par l'influence de sa composition chimique sur la végétation, mais en servant de réservoir, en emmagasinant des miasmes ou des principes délétères?

Le sang peut-il être primitivement empoisonné par des miasmes proprement dits ou des aliments altérés, indépendamment de toute inoculation et d'une contagion quelconque, antérieurement même à la formation d'un autre ferment, celui-ci n'étant alors qu'une sorte de produit de la maladie, et non plus sa cause?

Nous l'admettons et pour deux raisons :

D'abord, c'est que la maladie, certainement univoque dans sa période ultime en ce qu'elle provoque ou décèle toujours la formation d'un ferment charbonneux, au moins dans les glandes, a pourtant deux manières bien différentes de se comporter, soit dans sa marche, soit dans ses effets, et cela selon les deux modes de productions que nous comparons. (V. quest. 54.)

Puis, c'est que nous ne pouvons laisser de côté l'expérience de nombreux éleveurs, qui, sans être familiarisés avec la recherche intime des causes savent au moins constater les faits avec netteté, quoiqu'ils les rattachent souvent à tort à des opinions mal fondées. Or, beaucoup de cultivateurs sont persuadés de la non-virulence du sang de rate, et citent des faits de blessures ou d'écorchures chez les bergers qui dépouillent les animaux, sans qu'il se soit produit d'inoculation. (V. plus haut.) Vous savez déjà que l'expérience est dangereuse et qu'il ne faudrait pas compter beaucoup sur le résultat négatif d'une inoculation, mais quand les faits sont très-multipliés, il faut bien les prendre en considération. Si donc le sang d'animaux morts du sang de rate, peut ne pas présenter les caractères cliniques d'une affection charbonneuse, par l'absence d'inoculation, ni spécifiques, par l'absence de bactéridies, ou tout au moins l'insuffisance de leur développement comme nous l'avons constaté nous-même, force nous est bien d'admettre que ce n'était pas par inoculation, et diffusion dans le sang des animaux malades, des corpuscules du ferment empruntés à une source malsaine, que s'est produite leur maladie; car leur sang en aurait contenu avant la mort comme le prouvent péremptoirement les expériences du Dr Davaine.

M. Plasse, que nous aimons à citer à cause de la persévérance avec laquelle il a cherché à élucider *les causes des épizooties charbonneuses*, avait été conduit déjà par des observations à diviser la fièvre charbonneuse en deux sections, dont l'une interne et virulente se rapporte évidemment à notre sang de rate. Malheureusement il en revient toujours dans l'appréciation des causes à mettre en action des sporules cryptogamiques qui ne sont pas une cause acceptable dans la Beauce, ni dans la Brie.

Quant à nous, voici ce que nous déduirions volontiers de l'analyse des faits.

Le sang de rate à deux origines, l'une contagieuse l'autre spontanée.

Le sang de rate d'origine contagieuse se signale par sa localisation excessive, par sa marche lente, dans l'exploitation infestée, par le danger de l'inoculation du sang. Elle constitue pour la plupart les cas d'hiver, de bergerie et d'étable. Elle n'est influencée ni par les pluies, ni par les changements de régime. C'est elle qui relie souvent l'une à l'autre les enzooties d'années successives; c'est elle qui peut dans des migrations opérées trop précipitamment, importer la maladie dans les localités différentes.

L'autre qui relève, non plus de la contagion, mais de l'ingestion d'aliments altérés, et peut-être parfois d'une cause miasmatique est remarquable par ses allures vives, presque épizootiques. Elle paraît inopinément dans des fermes bien tenues, sur les troupeaux les mieux soignés, qu'elle décime d'emblée, frappant les bêtes en grand nombre; elle paraît peu contagieuse pour le berger ou l'équarrisseur, ne franchit pas souvent les portes de l'écurie ou de l'étable à moins que des dépouilles ou des débris abandonnés ne forment un foyer de contagion. Elle constitue les cas d'été et d'automne, dans les années chaudes; c'est elle évidemment qui vient d'imposer subitement à l'Angleterre ordinairement préservée par l'humidité remarquable de son climat marin, des pertes sensibles, montrant ainsi que la chaleur et la sécheresse, absolument insuffisantes par elles-mêmes pour produire le sang de rate, dans les pays à culture arriérée comme en Algérie et en Orient et en France dans le Lauraguais, n'acquièrent une influence funeste que dans les pays à culture intensive où elles peuvent provoquer des altérations graves dans les émanations du sol et dans la qualité de plantes parfaitement innocentes en temps ordinaire. Cette forme de la maladie est fortement influencée par les pluies et le changement soit de régime, soit d'hygiène, c'est-à-dire par la suppression de certains modes d'alimentation tels que le pacage, et surtout du parc. Elle cesse parfois pour ne plus reparaître, ou ne se reproduire que dans les conditions qui l'avaient fait naître les années précédentes. Elle se modifie complétement par la migration, et ne s'importe que par les débris des moutons morts, si la route n'a pas été assez longue pour que les animaux déjà malades aient eu le temps de mourir avant l'arrivée, et si la maladie a duré chez quelques-uns d'entre eux assez longtemps pour permettre la production et l'action complète sur le sang du ferment contagieux.

A quelle cause rapporter cette dernière forme, la plus commune peut-être et la plus désastreuse, quoiqu'elle soit de beaucoup la moins opiniâtre? Nous avons admis l'influence funeste des plantes altérées; serait-ce aussi que le sang pût être empoisonné directement par des miasmes proprement dits?

Sans doute, le mouton, non plus que le bœuf, n'est sujet aux fièvres intermittentes, il ne les contracte pas en Sologne où l'homme en subit de rudes atteintes, il y acquiert même un tempéramment mou, et un appauvrissement du sang nullement incompatible avec le sang de rate, mais qui rend les sujets réfractaires. Cependant le mouton est-il insensible à des miasmes élaborés sous un soleil ardent et moins dilués par l'humidité? Il est bien singulier que les éleveurs signalent avec un accord presque unanime le danger des parcs et du pacage surtout dans les champs dépouillés de leurs récoltes. Le mouton, le nez en terre, semble brouter la vie à la surface du sol et respirer la mort dans ses émanations. En effet, la terre est fortement imprégnée de résidus putrides soit des vases, soit des fumiers, dans les localités où sont prodigués les engrais, et surtout les engrais liquides.

Les sols compacts, ou drainés soit artificiellement par l'homme, soit naturellement par des grèves, donnent plus de lenteur aux décompositions ou retiennent leurs produits. L'action du soleil, l'influence des parcs, celle de certains sols s'expliqueraient alors à merveille par un agent septique émané du sol même.

Sans parler des localisations fréquentes du sang de rate dans les pays marécageux, dans les pays à fièvre, sans faire ressortir la justesse de cette observation singulière de M. Plasse que, dans ces localités, c'est surtout pendant les

années en apparence les plus saines, celles où les fourrages
sont le mieux récoltés par des temps secs sur des sols essorés,
que le sang de rate est le plus à craindre ; — observation que
confirme la double expertise confiée par S. Ex. le mi-
nistre de l'Agriculture en 1846, année très-sèche, à M. Delafond pour la Somme, et à M. Renault pour la Nièvre et l'Al-
lier, départements humides, infectés de fièvres intermittentes,
où sévissait alors la fièvre charbonneuse, — nous aurions une
autre raison pour croire à l'origine miasmatique de quelques
enzooties.

Un fait confirme ce rapprochement : nous le trouvons dans un
excellent journal de médecine, la *Gazette hebdomadaire*, qui
a reproduit l'histoire, écrite par un médecin instruit, d'une
série d'alternances d'enzooties charbonneuses chez les animaux, et de fièvres typhoïdes et intermittentes chez l'homme,
à la suite de défrichements périodiques des marais de la
Seille, qui sont exploités tantôt en étangs, tantôt en cultures,
dans le département de la Moselle.

Quel est le rôle des amendements, des engrais et des
modes de culture? Ont-ils une influence fâcheuse? Oui, mais
indirecte, et nous ferons toujours notre possible, même en
présence des causes en apparence les mieux établies du sang
de rate, et dont nous reconnaîtrons l'importance, pour isoler
et définir nettement celles qui peuvent être regardées
comme essentielles, suffisantes, et celles qui doivent être tenues pour simplement adjuvantes, si puissantes qu'elles
soient. Or, le drainage et les amendements sont de ce nombre.

Oui le sang de rate a pu paraître dans des exploitations, à
la suite du drainage et surtout du marnage et du plâtrage, et
justifier ainsi jusqu'à un certain point l'opinion des cultivateurs qui font des améliorations agricoles un bienfait res-
treint, et mettent sur leur compte des maux qui les accompagnent. Mais la concordance ne suffit pas pour établir une
relation de cause à effet, et voici, suivant nous, comment il
faudrait interpréter les faits, et par suite quelle conduite il
faudrait tenir.

Quel est le but du drainage, du plâtrage, du crayonnage,
et même du marnage, quand la marne est peu argileuse et
très-calcaire? C'est d'augmenter la perméabilité du sol et de
l'échauffer quand il est trop frais et trop compacte? Mais on
l'assimile alors à des terres naturellement sèches. Or, le défaut d'humidité du sol, absolument incapable de faire éclater
le sang de rate, même quand ce sol est très-calcaire, même
dans les étés les plus chauds, comme il se voit dans nos dé-

partements du centre et du sud de la France, est une cause adjuvante puissante dès que se rencontre la cause essentielle, l'emmagasinage dans le sol des matières abondantes en décomposition. Nous vous donnerons comme preuve ce qui vient de se passer en Angleterre, cette année même. Les méthodes de culture n'avaient pas changé, le drainage, les amendements avaient été pratiqués sans doute comme de coutume, et pourtant, le sang de rate qui, avec ces perfectionnements dans la culture usités depuis longtemps, était à peine connu, s'il existait même, a pris, sous l'influence d'une sécheresse extrême, les proportions d'un fléau. Qu'y avait-il donc de plus cette année que les autres? Etait-ce des engrais ou des amendements? Non, mais la sécheresse qui rendait les premièrs nuisibles et les seconds actifs comme secondant l'effet de la chaleur.

Les engrais peuvent-ils donc devenir nuisibles? Faut-il donc les diminuer? A la seconde question nous répondrons sans hésiter : Non. Il est en effet possible, en modifiant le mode d'administration des fourrages, de compenser les effets de leur altération. L'administration de pulpes peu fermentées, de barbottages de son, de verts coupés prématurément et donnés au ratelier, de racines coupées, en un mot, d'une nourriture rafraîchissante qui noie les aliments excitants ou mal récoltés dont on pourrait être forcé de faire usage, permet aux éleveurs de n'apporter à leurs cultures aucune modification capable d'en diminuer le produit. D'ailleurs les sacrifices faits sur les coupes prématurées se retrouveraient en produits du cheptel, si l'on échappait au sang de rate, et ne seraient imposés réellement que par les années de sécheresse.

Quant au danger que peuvent présenter les engrais, même les plus sains, les fumiers de ferme normaux, nous le proclamons et leur donnons d'autant plus d'importance qu'ils ont été plus complétement méconnus. — En voyant en effet coïncider l'extension du sang de rate avec la perfection des cultures, on cherchait ce qu'il y avait de nouveau dans les cultures et l'on incriminait les amendements et le drainage qui ne peuvent altérer les plantes et les rendre dangereuses, sans penser qu'on enfouissait en même temps dans le sol des quantités progressivement croissantes d'engrais, appelés à donner en nature aux plantes des principes nutritifs qui pouvaient, soit par une élaboration incomplète, soit par leur excès et l'insuffisance de leur élimination, fournir des éléments de décomposition. Ce qui prouve bien que ce n'est pas aux amendements, mais bien plus aux engrais que devrait s'en prendre l'éleveur, c'est que dans des pays à culture très-arriérée où les amendements sont peu usités, le sang de rate peut naître sous la seule influence des détritus organiques que renferment des sols bas et marécageux, bien différents en apparence des admirables champs de la Beauce. Est-il possible d'expliquer ou de déterminer les altérations que peut subir le fourrage? Nous le croyons, mais l'attention ne s'y étant pas suffisamment portée, les analyses sont à faire.

Nous attachons une importance capitale à cette altération des fourrages sur pied, par des principes organiques putrescibles insuffisamment élaborés, ou par la présence de *nitrites* en excès ; nous y sommes conduits par l'accord d'un grand nombre d'agriculteurs pour rattacher à la nourriture l'origine du mal; nous ajouterons que notre supposition peut-être appuyée par des preuves scientifiques.

En effet, ce n'est pas impunément que se prodiguent les engrais ; l'altération consécutive des eaux et de l'air est indiscutable. Nous ne pouvons nous appuyer ici sur les preuves que fournirait l'analyse des épidémies, et faire ressortir l'origine évidemment miasmatique, et la nature matérielle des germes de ces maladies épidémiques graves, qui affligent certains pays remarquables par leur fertilité comme par leur insalubrité, ce serait faire une pétition de principes. Si nous rapprochons nos plaines hautes, nos plateaux sablonneux ou calcaires des steppes marécageuses hongroises où sévisent à la fois le sang de rate et le typhus contagieux des bêtes bovines, ou des deltas limoneux des grands fleuves que désolent des épidémies propres à l'homme, et dont l'une, la peste, avec ses bubons et pétéchies, semble le décalque du sang de rate, ce n'est pas seulement à cause de la coïncidence des maladies graves et de décomposition de matières organiques abondantes, dans ces localités et nos plaines ; c'est que nous sommes en mesure de prouver par des faits d'un autre ordre que ces décompositions putrides ne sont pas inoffensives, que l'air en est altéré, que les eaux en sont corrompues, que l'homme seul est le maître d'en activer ou d'en restreindre les effets, et qu'il ne peut le faire sans nuire à la production du sol, qu'en parfaite connaissance de cause, et en sachant très-exactement sur quel point il doit diriger ses efforts.

Nous établirons d'abord la corruption des eaux dont est imprégné le sol des champs cultivées.

Dans une conférence des plus instructives faites à l'Institution royale de Londres, M. Frankland cherchant à convaincre ses auditeurs de la nécessité de se procurer des eaux pures pour l'alimentation, et de la difficulté de s'en procurer, faisait ressortir l'intensité de l'altération, la pollution des eaux consommées à Londres et sur d'autres points du Continent, et remontant des fleuves aux rivières et des rivières à leurs affluents, il citait les chiffres fournis par M. Way relativement à la pollution des eaux d'égouttement fournies par les tuyaux de drainage ; il établissait ainsi une altération telle que ces eaux pourraient être considérées comme un mélange à parties égales d'eau pure et d'eaux vannes de latrines ou d'égouts, tandis que l'altération des eaux provenant des prairies non fumées est vingt-deux fois moindre.

Que l'on s'arrête un instant à ce fait : on y verra d'abord que l'engrais est parfois prodigué en pure perte, la perte produite par l'entraînement des eaux étant en rapport avec l'excès des matières contenues dans le sol, et par suite, les terres mal irriguées où les eaux sont rares ne pouvant être fumées avec la même intensité que les terres fraîches sans être bientôt engorgées d'un véritable excédant. Cet excédant donnera un surcroît de richesse aux fourrages et un surcroît correspondant de vigueur et de sang aux moutons, comme il se voit, par exemple, dans les environs de Provins, si le sol ne transmet aux plantes que des principes suffisamment élaborés ; mais si, comme le prouvent la fermentation facile de certains fourrages, et la répugnance des bestiaux pour les pieds fortement fumés par des déjections, qui se rencontrent dans les gazons ou les verts non fumés où ils ont le choix et la liberté de suivre leurs instincts, si les plantes puisent dans le sol autre chose que des principes normaux et essentiels de leur constitution ; si au lieu d'azotates et de sels ammonicaux elles trouvent en solution des principes organiques azotés du fermier, non oxidés et assez surabondants, pour qu'ils n'aient pas le temps de s'élaborer avant que la plante soit consommée, même en sec, on comprend aisément que la fermentation de ces principes puisse commencer dans la plante même ; — ce qui semblerait démontré pour la betterave dont le rendement et la conservation sont en raison inverse de la quantité de certains sels ; — puis prendre dans le rumen et dans les produits de la digestion la place d'une digestion régulière de sucs alibiles normaux.

Parmi les sels incomplétement oxidés qui proviennent du fumier, nous noterons les *nitrites*, qui ont été signalés par M. Frankland comme existant en quantité excessive dans les eaux d'égouttement des tuyaux de drainage, et qui, d'autre part, ont été signalés par M. Gamgée comme rendant le sang impropre à fixer l'oxigène, altération qui n'est que trop évidente dans le sang des victimes du sang de rate. Comme l'altération des fourrages se trouve le plus souvent associée à la richesse des champs, on a conclu bien à tort que celle-ci engendrait le mal, et l'on a négligé les cas incontestables de sang de rate développés sur des animaux nullement pléthoriques malgré leur régime misérable.

De la richesse remarquable des eaux d'égouttement en principes azotés, découle encore une conséquence, c'est la nécessité pour l'éleveur, qui veut pousser au produit par des cultures intensives, de corriger l'excédant des fumures par l'irrigation, dont les effets seront l'entraînement de l'excès des principes non décomposés emmagasinés dans le sol, et surtout la production d'un excès relatif de taille dans les pieds de fourrages. L'excès consécutif de volume du fourrage pour une ration donnée, par rapport aux principes actifs, utiles ou délétères, de cette ration, et enfin la fraîcheur plus grande d'une nourriture un peu plus aqueuse disposeront à la fièvre les moutons qui auront à s'en nourrir.

Mais l'irrigation est le plus souvent inapplicable, et le remède, purement théorique, serait dérisoire à conseiller. Que répondre alors au *quid ergo facere* du praticien qui manque parfois d'eau pour étancher la soif dans sa ferme et qui ne peut songer à abreuver ses champs? N'y a-t-il pour lui pas de ressource ? Si ; qu'il prenne la précaution de noyer en quelque sorte le poison au point de le rendre inoffensif, soit en proportionnant la dépaissance des prairies fortement fumées avec celle des prairies moins richement engraissées, soit en faisant tarir la source des principes dangereux dans l'alimentation, par la coupe prématurée des fourrages, et parfois simplement par la coupe préalable à l'alimentation et l'interposition d'une journée entre la coupe et la consommation, car la vie ne s'arrête pas instantanément dans les tissus de la plante, qui achève l'élaboration de tous les principes puisés par elle dans le sol, et leur transformation en azotates et en produits oxidés, des éléments azotés putrides qu'elle pouvait contenir. La pratique de certains éleveurs aussi éclairés qu'intelligents met en lumière les bons résultats de ce mode d'opérer. Nous y joindrions la recommandation de ne donner les fourrages coupés qu'à la bergerie, et s'il n'était pas possible de le faire, de les donner au ratelier dans les champs, mais à une heure matinale avant les grandes chaleurs du jour. Ajoutons pour en finir avec ce sujet que l'irrigation naturelle produite par les pluies dans les années humides dispense l'éleveur de la plupart de ces soins.

Nous avons parlé de l'altération de l'air, ce n'est pas que nous veuillons en faire une cause active du sang de rate, car il deviendrait impossible, si cette altération générale était étendue, d'expliquer l'immunité d'un troupeau quelconque dans les pays à enzooties charbonneuses, tandis que c'est un fait vulgaire que ces immunités en quelque sorte flagrantes. Non, mais sur place, dans les poussières même des champs où paissent les troupeaux, il doit se rencontrer des germes d'altération puissante ; car les herbes des chaumes à l'automne, sont trop peu abondantes pour fournir un contingent considérable à la nourriture des moutons, et leur nocivité devrait-être supposée alors proportionnelle à la fermeté de leurs tissus et à leur nature peu aqueuse par comparaison avec les qualités du fourrage vert ordinaire. Sans faire cette supposition, ne peut-on pas admettre que l'air des champs les plus dangereux est imprégné soit de particules solides, soit de miasmes.

Ces particules, démontrées avec peine par le microscope, le sont sur une échelle beaucoup plus grande par les fermentations qu'elles déterminent dans toutes les matières organiques qui ne sont plus en puissance de vie et de résistance. Nous pourrions donner de la multiplication de ces microphytes, de ces sporules, une preuve palpable et presque historique, n'était la crainte de produire un argument ici déplacé.

Quant à l'altération de l'air par des miasmes volatils, comme elle nous est révélée par nos sens, en dehors de toute analyse, et que nous pouvons parfaitement admettre que, pour n'être pas déterminés comme ceux du miasme paludéen sur l'homme, les effets de ces miasmes n'en sont pas moins très-probables, ne fût-ce qu'en se développant sur des animaux enfiévrés par le soleil, nous qui avons entendu affirmer par l'un de vos membres, M. Genreau, le fait de la guérison d'un troupeau par suite de la simple précaution du berger de faire reposer sous les abris d'un parc, pendant les chaleurs, ses moutons jusqu'alors tributaires du sang de rate, fait qui concorde avec d'autres affirmations de vos correspondants, nous ne sommes pas disposés à juger trop sévèrement une pareille cause, qui, pour n'être pas absolument démontrée dans les troupeaux, est trop puissante chez l'homme, pour que nous ne nous tenions pas à son égard dans une sérieuse réserve.

Le savant doyen de la Faculté des sciences de Caen,
M. Isidore Pierre a, dans ses études sur le sang de rate
donné de précieuses analyses chimiques du fourrage, et com-
paré la richesse relative des diverses parties des plantes;
mais que devient l'importance de cette richesse relative
quand l'animal mange, non plus les sommités fleuries, mais
la plante entière au râtelier, et qu'il meurt encore du sang de
rate? Ce n'est donc pas une analyse chimique des éléments
primaires, c'est l'analyse des principes de second ordre, des
produits fixes ou volatils, que nous désirons. Jusqu'à nouvel
ordre, si l'on nous demandait comment nous pourrions expliquer que des engrais identiques déposés deux années consécutives sur le même sol, puissent être inoffensifs une année
humide et dangereux une année sèche ou sur un sol échauffé
par le guano, le drainage, ou le marnage, nous confesserions
d'abord notre ignorance, puis, à titre d'hypothèse, nous di-
rions que l'humidité du sol, que l'abondance de l'eau a peut-
être pour effet de diluer et d'entraîner à une certaine profondeur une grande partie des produits solubles soit fixes,
soit volatils, des engrais, ce qui rend alors inoffensives les
émanations du sol pour les bestiaux qui paissent après la récolte au milieu des chaumes, et inoffensives aussi les plantes
gorgées d'humidité, raffraîchissantes, et peut-être moins
chargées de principes assimilables incomplétement élaborés.
— Nous ajouterions que rien ne prouve que l'eau soit utile
seulement à titre d'interposition. Une nombreuse série de
principes organiques ne différant que par la présence d'un
nombre de molécules d'eau de composition plus ou moins
considérable, ainsi la cellulose qui fait le squelette des fourrages, et l'amidon ou la fécule ne diffèrent du sucre et de
l'acide ulmique que par des molécules d'eau de composition,
et ont des propriétés bien autrement différentes que ne le ferait supposer une analogie pareille dans leurs éléments.

Comment l'homme, qui trouve lui-même entre deux fruits
de même espèce des différences si grandes de saveur, d'âpreté,
d'astringence ou d'acidité, suivant le sol ou la culture, se
refuserait-il à chercher s'il n'y a pas des différences plus
grandes encore entre les produits alimentaires qu'il fournit à
ses animaux domestiques, et si, parmi ces modifications ne
se glissent pas de sérieuses altérations dont les répugnances
mêmes des animaux sont parfois la preuve, comme nous avons
tenté de le faire ressortir plus loin. (V. p.   .)

Y a-t-il altération des principes du fourrage par excès de
maturité?

Cette opinion est très-commune ; elle fait avec la présence du calcaire, *in situ,* ou par apport dans le sol, et celle des pâturages artificiels à sa surface, la base des croyances des éleveurs beaucerons quant à la production du sang de rate ; mais comme cette trinité funeste se retouve sur mille points des deux continents, en Angleterre, dans l'Amérique du Nord, sur la plus grande partie de la France et en Allemagne, sans causer de sinistres, nous n'adopterons pas sans un correctif l'opinion des éleveurs ; nous l'exposerons, nous ferons plus, nous chercherons à la soutenir, au moins comme cause prédisposante, comme favorisant incontestablement la rapidité d'évolution de la maladie, une fois son principe déclaré ; mais quant à l'admettre comme cause unique et suffisante du sang de rate, nous ne le pouvons, ou bien qu'on nous dise pourquoi le sang de rate n'est pas presque universel, les fourrages trop mûrs se retrouvant partout.

D'ailleurs, dans le sein même de votre commission où plusieurs éleveurs ont soutenu très-énergiquement la puissance singulière de cette cause sur la production du sang de rate, affirmant que la maturité des fourrages est, non-seulement une cause prédisposante, ce que tout le monde peut admettre, mais une cause suffisante, se sont produites des assertions qui, sans être contradictoires avec l'opinion commune, lui font pourtant perdre une grande partie de sa valeur. Ainsi le président de votre commission, M. le général de Pointe de Gevigny a maintes fois observé l'apparition du sang de rate chez les moutons conduits au pâturage non plus sur des prairies mûres et tournant à graine, ce qui pour lui fait la règle, mais sur des prairies dont les touffes n'avaient pas plus de 15 à 20 centimètres de hauteur, c'est-à-dire sur des plantes encore bien loin de leur maturité.

Nous croyons donc qu'il faut à l'opinion commune un correctif, et voici celui que nous vous proposons ; il est fondé sur une remarque à laquelle nous avouons attacher une extrême importance. Si, dans un gazon ou un pré, paissent des vaches ou autres bêtes, au piquet, il ne tarde pas à s'élever, à de nombreux endroits, des îlots de verdure luxuriante, d'un vert intense, sur tous les points où des déjections ont activé la fumure du sol. Ces îlots seront respectés par les animaux. Ils rasent l'herbe tout autour et ne touchent pas à cette poignée en apparence appétissante. Contient-elle donc des principes nuisibles ? Oui, sans doute, l'homme pourtant ne peut les découvrir. Le mouton mis à même dans une prairie dont tous les pieds sont également fumés, ne choisit pas, ou ne recherche que les sommités plus tendres et savoureuses ; mais la plante peut bien n'être pas pour cela absolument saine, et porter en elle un germe d'altération que fera mûrir le soleil lorsqu'il desséchera la tige. Nous croyons, quant à nous, la plante très-souvent nuisible en elle-même et nuisible alors dans toutes ses parties.

Viennent de grandes chaleurs et surtout la sécheresse, la végétation s'arrête, la vie diminue, et une fermentation, qu'elle soit transmise par la plante ou provoquée par elle dans le sang comme l'admettent plusieurs de vos membres, se produit facilement parce qu'elle trouve l'animal échauffé, le plus souvent atteint d'une entérite véritable, et placé par l'imprévoyante incurie des cultivateurs, qui détruisent, jusqu'au dernier bouquet, les bois qui devraient abriter leurs malheureux troupeaux, dans de telles conditions d'épuisement par la chaleur que la fièvre est déjà naturelle. Le ferment produit entre en action, se multiplie dans les glandes lymphatiques et sanguines, dans la rate surtout, qu'il gonfle à la façon des miasmes paludéens, y dissout le sang qu'il rend impropre à soutenir la vie, et tue parfois ainsi sa victime avant d'avoir eu le temps d'infecter l'économie entière.

Quel est le mode de production de l'altération? Y a-t-il défaut d'élimination de certains principes que devraient entraîner au dehors les urines qui sont malheureusement supprimées? Cela n'a pas été recherché. Y a-t-il passage direct dans le sang de corpuscules fermentaires venus des plantes? C'est peu probable; les ferments ne changent pas impunément de milieu, et ceux que fourniraient les sucs ordinairement acides ou astringents des frondes vertes ne pourraient probablement pas vivre dans le sang alcalin des animaux; en somme l'on n'en sait rien. Essentielle dans la forme spontanée du sang de rate, l'altération préalable du sang existe-t-elle dans la forme acquise, dans le cas de contagion? Probablement non, dans bien des cas; ici elle n'est pas nécessaire comme dans l'autre forme, et la maladie contractée par contagion se greffe sur des animaux appartenant à des troupeaux de tenue et de santé très-différentes, et surtout à des espèces de constitution nullement semblable, comme il se voit pour le cheval, dont le sang offre bien moins de plasticité que celui du mouton, pourvu que ces espèces appartiennent au grand groupe des herbivores.

Quant à la composition chimique du sang des animaux qui succombent au fléau, ou qui sont déjà sous l'imminence morbide, elle est inconnue. C'est en vain que nous avons tenté plusieurs fois de la reconnaître sur les échantillons que votre zélé collègue, M. Verrier, nous avait envoyés de Provins. Le sang arrive toujours coagulé, ce qui rend excessivement pénible la séparation de ses éléments, déjà très-difficile à obtenir dans les conditions les plus favorables, si nous en jugeons par l'inconstance des résultats obtenus par le même procédé sur un même échantillon, dans des opérations successives.

Nous vous donnerons toutefois le résultat d'une analyse, parce qu'elle concorde avec l'observation faite par M. Leblanc au moyen de l'hématomètre, qui accuse une diminution sensible de la fibrine coagulable, et avec les phénomènes chimiques qui rendent cette diminution évidente, car c'est à elle que doivent être attribuées ces hémorrhagies rebelles qui font que des animaux ordinairement pléthoriques et bien nourris se comportent, sous la moindre blessure, comme s'ils étaient profondément scorbutiques. Outre la diminution de la fibrine, nous avons remarqué la présence d'un principe indéterminé, existant il est vrai dans le sang normal, mais en quantité presque insensible, et que nous avons obtenu dans le sang privé de ses principes coagulables, et bien filtré, au moyen d'un double essai, par le tannin et l'ammoniaque. Ce principe, peu abondant, semble du reste être le résultat d'une dissolution de l'albumine des globules rouges ou de quelqu'un des éléments normaux du sang, peut-être de la fibrine elle-même, et se précipite en combinaison avec son quart en poids de phosphates terreux.

VACHE MALADE	VACHES SAINES
Premiers signes de maladie à midi. — Saignée à 6 heures. — Sang reçu dans la fiole. — Morte dans la nuit.	Composition du sang d'après M. Poggiale. — Principes azotés.
Fibrine............... 1,50	Fibrine................ 6,34
Globules............. 130,00	Globules............. 126,17
Albumine............ 56,60	Albumine............ 67,20

Vous voyez, messieurs, combien notre analyse s'écarte de la normale quant au chiffre de la fibrine, et nous n'aurions pas osé vous la soumettre sans sa concordance, sur ce point, avec les observations de M. Leblanc.

Nous regrettons de n'avoir pas de résultats mieux établis de l'analyse élémentaire du sang de rate à vous offrir, mais cette étude n'est pas abandonnée; elle sera probablement reprise par un chimiste distingué, membre de votre commission, M. Roucher, pharmacien en chef d'un hôpital militaire et dont les savants connaissent la compétence formelle en pareille matière.

Lorsqu'au lieu de ne voir dans le sang de rate que l'accès ultime, on admet comme nous une altération préalable du sang qui n'a pu être instantanée, et dont l'existence révèle une période correspondante de maladie latente et de prédisposition, on comprend la possibilité d'intervenir efficacement par l'hygiène dès qu'un animal du troupeau donne l'éveil à l'éleveur sur la santé des autres, et d'agir par le régime, par des médicaments même, tels que le phénol sodique et l'acétate d'ammoniaque, ou par la saignée, sur le sang de l'animal; ou sur sa santé générale par des révulsifs actifs, tels que les sétons, et surtout les trochiques, recommandés depuis longtemps par M. Gillet, jugés favorablement par M. Leblanc, employés par M. Turquin sur les chevaux qui présentent souvent des tumeurs carbunculaires, essayés par M. Verrier en ce moment même. Tous ces moyens, en effet, employés avant l'accès pernicieux ultime, quand ne se montrent encore que des symptômes de fièvre, tels que la rougeur de la peau, la sécheresse des crottins et le ton blafard des muqueuses apparentes ou leur coloration jaunâtre, sont rationnels du moment que l'on n'a pas à lutter contre la forme contagieuse dans laquelle la bactéridie préexiste à l'altération du sang et la provoque, au lieu d'en être le résultat possible, forme implacable, à laquelle nous ne voyons d'opposable que l'isolement des malades, l'inoculation, l'enfouissement des cadavres et l'émigration du troupeau, mesure onéreuse mais efficace.

En effet, autant la contagion directe, soit chez les animaux, soit chez l'homme, compte de faits bien observés, autant le transport à distance, la contagion dite par virus volatil est inadmissible, en l'absence du transport par les mouches. C'est une bien heureuse immunité dans une si terrible maladie; car elle seule permet d'employer le remède souverain de l'*émigration*. Si cette immunité n'existait pas, si le simple voisinage de troupeaux infectés pouvait faire naître le mal, l'émigration ne serait qu'un mode d'infection générale, qu'il faudrait interdire sous des peines sévères, tandis que pratiquée avec intelligence elle n'est vraiment qu'un bienfait.

Sur ce point, les témoignages abondent : MM. Veyssier, à Mauriac (Quest. n° 1); de Saint-Mars, à Pithiviers (Quest. n° 10); Turquin, à Chalandry (Quest. n° 24); Thierry, à Brienon-l'Archevêque (Yonne) (Quest. n° 25); Lallement, à Villiers Saint-Georges (Quest. n° 30); Gillet, à Valençay (Indre) (Quest. n° 37); pour ne citer que vos correspondants, attestent les bons effets de la transhumance. Mais, comme nous le disions, encore faut-il qu'elle soit pratiquée avec intelligence, encore faut-il laisser à la maladie le temps d'achever ses victimes entre le départ de la bergerie contaminée et l'arrivée en localité saine, sous peine ou de voir le sang de rate continuer ses ravages, ce qui donnerait de l'expérience une fausse idée, ou surtout de le voir s'importer dans la bergerie saine et faire, par contagion, de nouvelles victimes (voir page 000), ce qui compromettrait la pratique elle-même de l'émigration, pourrait provoquer l'intervention inopportune de mesures administratives qui nuiraient vivement au commerce en immobilisant les troupeaux suspects et les condamnant à périr sur place, alors qu'un transport en d'autres lieux les aurait guéris et rendus susceptibles de vente et d'échanges. La loi, du reste, donne des garanties à l'acheteur. (V. Code civil, liv. III, titre vi, loi du 20 mai 1838.) Si le temps nécessaire pour éteindre le mal dans une ferme est indéterminé, il n'en est pas de même dans un troupeau. Deux jours ou trois de vaine pâture ou de voyage, pour les moutons, huit ou dix au plus pour les vaches, font sans faute disparaître la maladie quand le but du voyage n'est pas une localité elle-même infectée, et quand on prend, avant le retour du troupeau, les mesures hygiéniques nécessaires.

L'émigration est donc en elle-même un bienfait, seulement elle doit être bien pratiquée. Que n'est-elle moins onéreuse !

Y a-t-il du danger à consommer la chair des moutons morts du sang de rate? Y a-t-il du danger à lever les dépouilles?

L'un des membres de votre Commission, appuyé du reste par plusieurs collègues, nous citait, en séance, un article des polices de la Compagnie d'assurances contre les épizooties. Cet article, qui est une flagante dérogation aux dispositions légales édictés par les ordonnances du 10 avril 1714, et du 16 juillet 1784, relativement à l'enfouissement des animaux morts d'une maladie contagieuse, impose aux éleveurs la condition de lever les dépouilles afin qu'elles puissent être soldées en décompte dans les indemnités que provoque un sinistre.

Il va de soi qu'encouragés par des exemples heureusement très-nombreux d'immunité, les fermiers non-seulement font lever les dépouilles, mais encore font consommer la viande et s'en nourrissent eux-mêmes.

M. Teyssier des Farges, maire de sa commune, a vainement tenté de faire appliquer la loi. Le cultivateur se révolte à l'idée de subir jusqu'au bout ses pertes, et rien ne peut le décider à abandonner le faible profit qu'il espère, une fois l'animal perdu, tirer encore de sa dépouille.

Nous qui voudrions que la loi fût appliquée, nous en citons ici le texte et le rapprochons à dessein de l'article d'une police d'assurances.

1° *Arrêt du Conseil contenant des mesures contre les maladies épizootiques.*

Le roi, ayant été informé que dans les lieux du royaume où les bestiaux sont attaqués de maladies, la plupart des propriétaires abandonnent dans la campagne et sur les chemins ceux qui meurent, après en avoir fait arracher et enlever les peaux, et S. M. voulant prévenir le mal qui pourrait en arriver ; . . . . . .
S. M. étant en son conseil, a ordonné et ordonne que tous les propriétaires des bœufs, vaches, moutons, brebis, agneaux, chèvres, boucs et autres bestiaux qui viendront à mourir, soit dans leurs maisons, soit dans la campagne, seront tenus de les faire mettre sur le champ dans la terre, jusqu'à trois pieds de profondeur, sans pouvoir en prendre ni enlever les peaux sous quelque prétexte que ce soit ; le tout à peine....

Versailles, 10 avril 1714.

Anciennes lois françaises, t. XX, p. 618.

2° *Arrêt du Conseil sur les maladies des animaux.*

Le roi étant informé des ravages qu'occasionnent sur les animaux, dans différentes provinces de son royaume, les maladies contagieuses dont ils sont attaqués. . . . . . . qu'une des causes principales de la contagion ne peut être attribuée qu'à la négligence et à un intérêt mal entendu des propriétaires. . . . que les équarisseurs et autres, après avoir acheté des chevaux et bêtes frappés du mal, sous prétexte de les guérir ou de les abattre, en font un trafic funeste, même dans la vente des parties mortes. . . . .

Versailles, 16 juillet 1714.

En vigueur; v. ord. 27 janvier 1815, *Ord. de pol.*, 21 fév. 1820. *Arrêté du Parlement*, 24 mars 1745, *Arr. du Cons.*, 19 juil. 1746. Art. Code Pénal. 479, 460, 461, 462, 484.

Anciennes lois françaises, t. XXVII, p. 444.

Voici maintenant un article extrait des statuts de la caisse générale des assurances mutuelles agricoles.

Cet article a été reproduit par d'autres compagnies qui se sont établies après la disparition de la caisse générale.

Art. LXXI. « La valeur de l'animal abattu, en cas de maladie ou d'accident, et la dépouille de l'animal mort appartiennent à l'assuré, et doivent être également déduites du montant de son indemnité. »

Ce qui engage nécessairement l'éleveur à prélever la valeur dont il ne lui sera pas tenu compte en utilisant de suite la chair si c'est possible et les dépouilles.

Devons-nous désirer que la loi s'exécute ?

Et d'abord, est-elle applicable ?

Oui, la loi peut et devrait ici s'appliquer.

Nous ne reviendrons pas sur toutes les preuves que nous vous avons données de la contagion possible du sang de rate et de sa transmission trop fréquente à l'homme sous la forme d'une affection charbonneuse, nous vous rappelons seulement le fait ; il suffira pour vous faire comprendre combien est applicable la loi tutélaire que nous invoquons. Les faits d'immunité, si fréquents qu'ils soient ne doivent pas nous faire hésiter. Ce sont des exceptions. La règle, c'est la contagion. Nous vous avons expliqué seulement comment le ferment localisé parfois dans les glandes sanguines ou les ganglions lymphatiques, produit sur tout le sang ses effets dissolvants et sceptiques, le rend impropre à la vie, empoisonne l'animal, avant d'avoir lui même envahi tous les organes. Ce mode d'action rend parfaitement compte des divergences nombreuses de vos correspondants sur les qualités de la chair chez les moutons égorgés peu de temps avant la mort : les uns la regardant comme absolument charbonneuse et malsaine ; d'autres en plus grand nombre, affirmant qu'elle est un peu moins longue à se décomposer que chez les animaux laissés à leur mort naturelle. Mais si, comme nous en sommes bien convaincus, il y a un moment où la rate seule et les glandes sont déjà charbonneuses, le reste du corps, les muscles notamment destinés à la consommation, ne l'étant pas encore, qui donc, en présence d'accidents si nombreux, observés soit sur les bergers, soit sur les équarrisseurs, oserait formuler une limite précise à la formation et à la localisation splénique ou ganglionnaire du erment, et promettre l'immunité aux opérateurs et aux conommateurs ? Combien plus sûre et plus pratique est l'observation de la loi ! Mais nous irons plus loin, combien est-elle plus économique !

Nous avons pris trop de peine pour bien établir à vos yeux la présence si fréquente d'un ferment ; nous avons cherché trop soigneusement à mettre en évidence ce ferment contagieux toutes les fois qu'il était possible de le découvrir, ou de vous faire pressentir sa présence probable, pour ne pas insister

ci encore sur la nécessité de détruire toute matière capable
de le répandre. Or il n'est pas un vétérinaire, pas un médecin,
qui, une fois convaincu qu'une dépouille est ou peut être
charbonneuse, hésite à en prescrire la destruction immédiate.
N'est-il pas évident dès lors que cette destruction, si elle
s'étend à des foyers de contagion, comme nous le croyons fermement, tourne au profit de l'éleveur, chaque dépouille qu'il
se refuserait à abandonner pouvant être la source de nouveaux
désastres chez lui. Nous demandons par conséquent que l'application de la loi soit rigoureuse relativement à l'enfouissement immédiat des victimes du sang de rate, avec la conviction que l'on agirait dans l'intérêt des éleveurs.

Ne dirons-nous rien du traitement? Notre étude laborieuse
se terminera-t-elle par le stérile *Que sais-je?* de notre grand
Sceptique? Non.

Sans doute, nous n'allons pas offrir un puissant spécifique.
On doit fuir l'officine, on n'y trouvera rien pour guérir le
sang de rate. Le sel gemme, le sel de Glauber, le vitriol vert,
le quinquina, n'ont aucune vertu, les derniers même semblent
nuisibles. L'acide phénique, recommandé par M. Verrier dans
sa brochure, en 1865, à la dose de 25 milligr. par litre, en
boisson, peut être excellent, mais les expériences ne sont pas
assez nombreuses à son égard (1). Ira-t-on au vétérinaire? C'est
selon ce qu'on voudra de lui. Des miracles? il n'en fera pas ;
il ne rappellera pas à la vie le mouton déjà foudroyé, empoisonné sans ressource, et chez qui la vie est dissoute. Aussi la
ressource ultime, la saignée, parfois préconisée, se montrera-
t-elle sous sa main, non pas infidèle, mais meurtrière. Elle
tue. Des conseils? Oui, certes, mais qu'on coure chez lui avant
les grands désastres, avant que les pertes aient pris les proportions d'un sinistre.

C'est dans l'appréciation des causes, leur poursuite opiniâtre et leur élimination successive ; c'est dans l'appréciation
des formes et de leur origine, et par suite, des mesures d'hygiène correspondantes, et non dans l'application empirique
de formules sans valeur, qu'il n'emploie que par complai-
sance, qu'il trouvera le remède du fléau. C'est donc à le dévi-
sager sous toutes ses faces, c'est surtout à connaître ses allures
insidieuses qu'il doit s'appliquer afin de pressentir la marche

(1) M. Sanson, dans son Rapport sur le *Mal des montagnes* (enzootie charbonneuse de l'Auvergne), a préconisé à son tour les bons effets de l'acide phénique à la dose de 10 grammes dans un litre d'eau, administrés en deux doses
égales pour les bêtes à cornes, et de 1 gramme pour les brebis.

que celui-ci va suivre, les voies qu'il peut prendre pour entrer
chez l'éleveur, et certes, l'expérience que lui donne l'étude,
malheureusement trop riche en sujets d'observations, peut être
pour son client, pour le malheureux cultivateur d'un précieux
usage.

C'est à faciliter cette étude, c'est à faire ressortir la nécessité d'une investigation précise et infatigable des causes, c'est
à montrer combien sont banales celles que l'on invoque
le plus souvent, c'est à prouver leur rôle presque toujours secondaire que votre Commission a mis ses efforts, convaincue
qu'elle engagerait ainsi les éleveurs à rechercher et à faire
disparaître les causes essentielles, fondamentales, d'une maladie qui est toujours la même, univoque, malgré la diversité
flagrante des conditions d'explosion. Elle a cherché par une
enquête à s'éclairer, elle a trouvé dans la bonne volonté, dans
les lumières de ses correspondants, une riche moisson de faits
contradictoires, d'expériences toutes faites. Elle a pris à tâche
de les éclairer l'une par l'autre, de faire ressortir tout ce
qu'elles avaient d'incompatible ou de commun; elle croit
avoir entrevu la vérité, et n'a rédigé son Rapport que pour la
faire connaître. Ne lui reprochez pas de ne pas vous donner
une formule toute faite; elle ne saurait sur ce point répondre
à votre attente. Elle s'est souvenue de ce vieil adage de médecine : c'est que pour faire disparaître une maladie, il en
faut connaître les causes ; et c'est à les connaître qu'elle s'est
attachée, en disant : Savoir et vouloir, c'est presque pouvoir.

Un membre illustre de votre Commission, M. Claude Bernard, avait émis le vœu que des expériences nouvelles fussent
entreprises pour élucider ce difficile problème, mais nous n'é-
tions pas à même de le faire, et de plus, il fallait avant tout
savoir sur quels points elles porteraient. C'est ce dernier point
que nous croyons avoir surtout élucidé par la discussion des
opinions que nous avons trouvées dans les nombreuses réponses faites au Questionnaire adressé par vous aux éleveurs.
Vous comprendrez dès lors, et nous espérons que vous voudrez bien excuser l'acharnement avec lequel nous avons com-
battu toutes les causes banales que l'on assigne le plus souvent
au sang de rate, pour arriver à faire ressortir les deux seules
causes réelles, la contagion d'une part, et de l'autre la présence d'un excès de principes putrides ou anomaux dans le sol
ou dans la séve même des plantes, dans ce sang végétal qui
donne, à n'en pas douter, au sang des herbivores ses diverses
propriétés.

Il reste une lacune à remplir, des expériences à faire ; votre

Commission, messieurs, les tentera dans la mesure de ses forces ; elle ne croira sa tâche terminée que quand elle pourra mettre entre vos mains une méthode infaillible d'arracher à la mort, et parfois à de longues souffrances, d'innombrables animaux, et vous assurer une place honorable, non dans le domaine de la morale où vous l'avez conquise, mais dans celui des applications pratiques, utiles non-seulement à vos protégés, mais à vos semblables.

Nous ne terminerons pas, messieurs, sans vous faire une proposition que vous adopterez sans doute. C'est d'adresser à vos correspondants, à tous les éleveurs ou vétérinaires qui ont répondu à votre Questionnaire, et à ceux de MM. les préfets qui ont bien voulu le répandre, soit vos remerciements, soit le numéro de votre *Bulletin*, qui renfermera le Rapport.

Des membres de votre Commission, il en est un, messieurs, un de nos bons collègues, qui ne le recevra pas. M. Jules Muret, homme instruit et modeste, agronome distingué par ses connaissances théoriques aussi bien que par son expérience, et qui avait pris la peine de relever dans le canton de Noyen qu'il habitait, les localités infestées, en les considérant par rapport aux terrains, avait, dans le sein de votre Commission, fait sur ce sujet une lecture intéressante. Nous avons le chagrin de vous annnoncer sa mort bien prématurée, ce ne sont plus des remerciements, ce sont de sincères regrets que nous aurons pour lui, nous les exprimons du fond du cœur.

Deux pertes nouvelles viennent coup sur coup de frapper votre Commission. M. Teyssier des Farges qui avait pris une part active à vos travaux, vient d'être enlevé subitement ; et votre premier vice-président, M. le docteur Blatin, qui avait, dans la Commission, déployé ce zèle actif et presque fiévreux qui l'avait rendu si précieux dans la Société. — Nous ne développerons pas ici les mérites de notre regrettable collègue, une place à part doit lui être faite dans votre bulletin,

CONCLUSIONS MÉDICALES.

1. Le sang de rate est une maladie le plus souvent charbonneuse.

Il peut avoir deux origines, l'une spontanée, l'autre extérieure par contagion.

2. La forme contagieuse est incontestable, elle est démontrée par des expériences d'inoculation (Davaine), elle est démontrée pratiquement par des faits nombreux.

3. Il n'est pas prouvé, il est même improbable, que la contagion s'opère réellement à distance, c'est-à-dire que l'air conserve dans leur intégrité un assez grand nombre d'éléments de contagion pour les propager sur des points éloignés.

Ces éléments semblent être très-spécialement les bactéridies, corpuscules de nature inconnue, qui se rencontrent en nombre immense dans le sang *non putréfié* des animaux charbonneux, où ils semblent jouer le rôle d'un ferment.

4. La forme spontanée n'est pas rigoureusement démontrée, le transport par l'air d'un virus volatil ou de corpuscules fermentaires pouvant toujours être invoqué.

Toutefois, l'échec constant de la greffe éventuelle de ces corpuscules dans certaines localités, opposé à la réussite d'inoculations positives qui démontrent que les sujets de ces localités possèdent une réceptivité suffisante, la liaison évidente, et même la dépendance incontestable de l'évolution du sang de rate et de certaines circonstances atmosphériques, ou même hygiéniques et soumises à l'action de l'homme, et enfin, l'absence possible des corpuscules fermentaires dans le sang à une époque très-rapprochée de la mort, chez certains animaux appartenant à des troupeaux décimés par la maladie, donnent aux causes dites prédisposantes une prépondérance telle sur une contagion éventuelle qu'on est en droit d'admettre une forme spontanée du sang de rate.

5. Les causes prédisposantes qui favorisent le plus l'évolution du sang de rate, quelle que soit son origine, sont de deux ordres :

Les unes, absolument soumises à l'action de l'homme, sont toutes celles qui poussent les animaux à l'échauffement et à la pléthore, elles se rapportent surtout à la nature des aliments et à leur mode d'administration.

Les autres, sur lesquelles l'homme ne peut avoir qu'une action indirecte, sont la chaleur atmosphérique et la sécheresse.

6. La cause prochaine qui semble provoquer la décomposition du sang, surtout chez les animaux pléthoriques, est l'altération préalable de leurs aliments par la chaleur lorsqu'ils croissent sur des sols chargés de matières organiques surabondantes en décomposition, et parfois les émanations du sol même.

7. L'altération du sang est caractérisée cliniquement par des épanchements, des suffusions, et parfois des hémorrhagies extérieures rebelles; physiquement par la couleur, la diminution notable du caillot fibrineux; chimiquement, par la diminution de la fibrine coagulable; enfin microscopiquement, par l'état visqueux et agglutinatif des globules, et presque toujours, par la présence de corpuscules étrangers, les bactéridies.

8. Une fois infecté de bactéridies, le sang d'un animal même vivant, atteint du sang de rate a des propriétés éminemment dangereuses, qui peuvent se retrouver alors dans les dépouilles, et peut-être dans les déjections sanieuses, nasales ou anales des moutons malades, et se transmettre par contagion.

9. Les animaux les plus exposés au sang de rate dans les fermes sont les ruminants, puis les solipèdes. Les volailles sont très-rarement atteintes; le chien peut être affecté, mais il est singulièrement réfractaire.

10. La contagion peut atteindre l'homme; il contracte alors la pustule maligne.

11. Le cheval peut guérir, soit spontanément, soit sous l'influence d'un traitement.

La maladie peut récidiver chez lui en moins de trois mois.

12. Il n'existe pas encore de traitement curatif pour le mouton.

13. Le sang de rate n'a de commun avec l'apoplexie ou coup de sang proprement dit, que l'état préalable, souvent pléthorique du sujet.

Il en est essentiellement distingué par l'altération du sang, par les lésions anatomiques, par quelques symptômes, et par les effets absolument contraires de la saignée.

CONCLUSIONS PRATIQUES.

1. Ne laisser séjourner dans les bergeries ou étables, ni cadavres, ni dépouilles qui puissent attirer les mouches et servir de foyer de contagion.

Ne pas faire lever ni laisser emporter les dépouilles.

Ne pas laisser consommer la chair des animaux morts, même lorsqu'ils ont été abattus ou égorgés, le moment où le sang est absolument dangereux ne pouvant être déterminé avec une précision suffisante.

Isoler les malades, désinfecter les logements des animaux. En un mot, observer le plus ponctuellement possible les prescriptions sanitaires édictées pour les maladies contagieuses.

2. Ne pas exposer les troupeaux au soleil, dans les parcs, pendant les chaleurs.

Ne pas leur faire parcourir de longs trajets pour regagner la ferme.

Faire pratiquer la tonte de bonne heure dans les années sèches.

3. Créer, par l'assolement, un roulement constant de prairies précoces ou nouvelles et de racines, afin de pouvoir en tout temps, même en hiver, procurer aux bestiaux une nourriture rafraîchissante et peu excitante.

Donner aussi des pulpes et des mélanges fermentés, mais réduire à peu d'heures la fermentation des mélanges.

4. La nature des plantes est indifférente.

Les trèfles, luzernes, minettes, sainfoins, herbes des chaumes, graminées, n'ont absolument aucune influence par eux-mêmes, mais l'état d'avancement des prairies vers la fleur ou la graine est une cause prédisposante dangereuse.

5. L'état de sécheresse des prairies est dangereux.

Il ne faut donner les fourrages des prairies dans lesquelles l'excès de sécheresse a ralenti ou arrêté la végétation, ou les fourrages avancés en maturité, que coupés et au râtelier, ou surtout à la bergerie.

6. Supprimer la dépaissance et le parcage sur les terres fortement fumées, ou sur celles qui ont été recouvertes par les envasements de détritus organiques, pendant les chaleurs dans les années sèches, ou limiter la dépaissance aux premières heures du jour.

7. Ne donner aux animaux autant que possible que des eaux pures de puits, de sources, de rivière. Supprimer l'abreuvage dans les eaux stagnantes qui reçoivent des déjections ou des purins, dans les mares de fermes, les mares communes des villages.

8. Les bergeries basses et encombrées sont inoffensives quand elles ne contiennent ni dépouilles, ni fumier imprégné de sang charbonnèux.

Les bergeries grandes et bien aérées ne garantissent pas du mal les troupeaux.

L'humidité, peut-être même les exhalaisons ammoniacales, ne sont pas nuisibles ; elles favorisent l'état de cachexie qui est contraire au sang de rate.

9. Il n'y a pas de remède spécifique contre le sang de rate, il n'y a que des remèdes préventifs.

Le sel, le sulfate de soude, ne sont utiles que par la soif qu'ils provoquent ; comme remèdes curatifs, ils échouent toujours. L'acétate d'ammoniaque semble avoir de bons effets, ainsi que l'acide phénique. Le sulfate de fer est probablement nuisible.

10. La saignée pratiquée sur l'animal déjà malade est funeste et précipite la mort.

La saignée préventive sur le reste du troupeau peut être tentée.

11. L'émigration, pratiquée avec intelligence, réussit toujours à enrayer le mal dans un troupeau.

12. Pratiquée sans prudence elle peut importer le sang de rate.

13. Elle ne l'importe que dans le cas où les troupeaux malades n'ont pas fait sur les routes un séjour suffisamment long. Il est sage d'élever ce séjour à quarante-huit heures pour les moutons et à quatre jours pour les bêtes à cornes et les chevaux.

13. Elle doit, pour réussir, s'opérer vers une localité fraîche et humide, où le sang de rate soit inconnu, où la cachexie domine.

Elle ne préserve le troupeau que pendant son absence ; le troupeau rendu à ses conditions premières retombe souvent malade.

14. Il serait à regretter que des mesures administratives vinssent apporter aucune entrave aux échanges.

15. Il serait à désirer que les mesures légales, édictées relativement à l'enfouissement des cadavres avec leurs dépouilles, fussent observées par les éleveurs.

PARIS. — E. DE SOYE, IMPRIMEUR, PLACE DU PANTHÉON, 2.

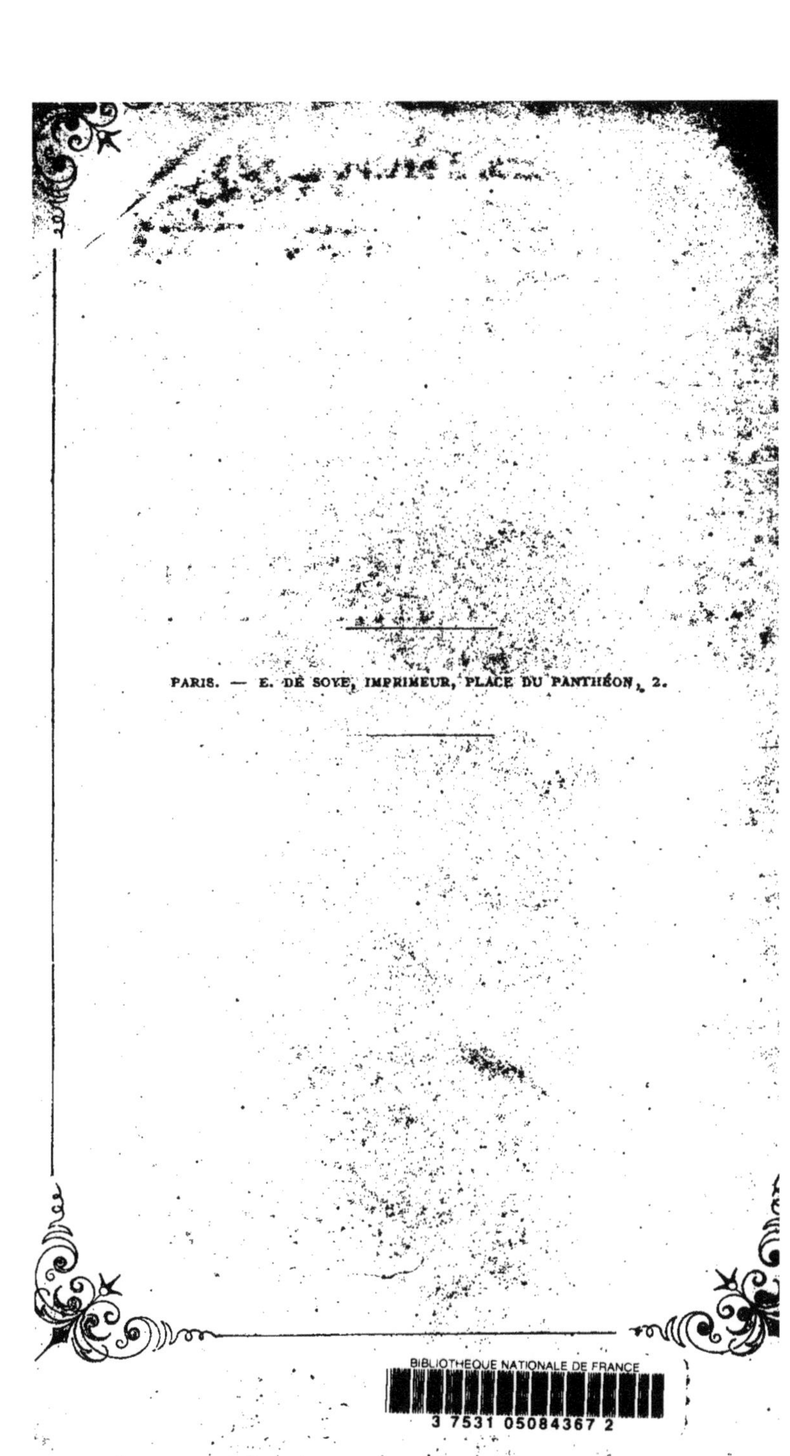

PARIS. — E. DE SOYE, IMPRIMEUR, PLACE DU PANTHÉON, 2.